療育整体

Ryouiku Seitai

勝手に発達する
身体を育てよう！

松島眞一
Matsushima Shinichi

花風社

目次

第1部

第2部

第1部

巻頭対談

〝生まれつきの脳機能障害で一生治らない？ 嘘を言っているんじゃありませんよ〟

松島眞一（療育整体創設者）×浅見淳子（花風社代表取締役）

整体で発達する？　そんなの当たり前

浅見　松島さん、このたびは花風社にようこそいらっしゃいました。

松島　こちらこそ、お招きありがとうございます。花風社さんの本はたくさん読んで参考にしてきました。とくに『NEURO――神経発達障害という突破口』（浅見淳子＝著／二〇一九年）は勇気と指針

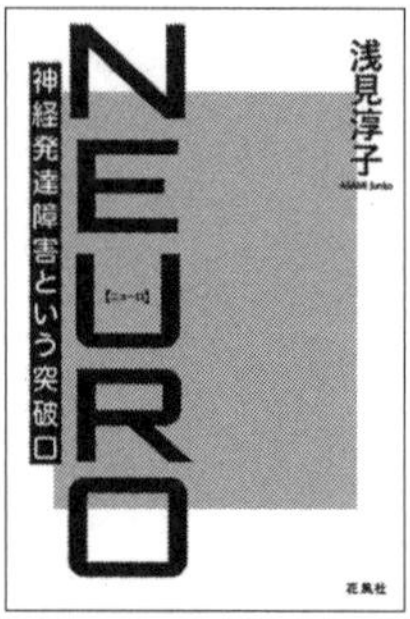

NEURO ―― 神経発達障害という突破口

浅見淳子＝著

を与えてくれた本でした。ですのでご縁ができてとても嬉しく思っています。

浅見　花風社は、二〇〇〇年前後に発達障害の世界と出会った会社です。もう二十年以上、発達障害をテーマに本を出しています。

最初は当事者の方たちの手記を出版していました。発達障害や自閉症が情緒障害として扱われる風潮の中でどちらかというと花風社は当時から、当事者の方たちが訴える肉体的不定愁訴に注目しました。「生まれつきの脳機能障害で一生治らない」という公式見解をなんとなく受け入れつつも、「脳機能障害が治らないとしてもせめて身体面だけでも治ればずいぶん生きやすくなるなあ」と思いついて色々身体アプローチの本を出してきた会社です。

その結果読者の方々が「治った！　治った！」というお声を寄せ

てくださるようになり、身体アプローチの効果を実感してきました。身体症状が治った結果が情緒や学習能力の改善にもつながるのを目の当たりにして、「生まれつきの脳機能障害で一生治らない」というありきたりの公式見解を信じなくなりました。

ただ、「治そう」とか「身体から治そう」という主張にはなぜか反発も多かったです。治った人は喜んでいるのに、外野がうるさいのです。そして支援者と名乗る人たちがなぜか治したがらない。これがこの発達障害ギョーカイの特殊性です。

松島さんもお嬢さんに診断がついたことをきっかけに、整体という身体方面へのアプローチで発達を促すということを実践されてきたわけですが、周りにすんなりと理解されましたか？

松島　最初は難しかったです。発達障害と整体がどう関係あるんですか？　という疑問を呈されることが多かったです。

浅見　そうですよね。なぜ、発達障害改善に整体を活用しようと思いつかれたのですか？

松島　私が療育整体を始めたきっかけは、自分の娘が発達障害の診断を受け、薬を勧められたことです。発達障害というものを全然知らなくて、名前すら聞いたことなかったものですから、その診断名、発達障害とか自閉症というのをいただいたとき、障害という言葉が心に刺さってしまったんです。うちの娘って障害者だったんだ、と。

そこからスタートしまして、それで発達障害ってどういう障害ですか、ときくと先生からは「脳の障害です」、と言われたわけです。脳の障害って脳のどこですか？　ときくと、全然どこが悪いか医者もわかっていないわけです。脳のどこが悪いかもわかっていないのにこの薬を出すんだ、なぜこの薬なんですか？　ときいたらのんでくださいの一点張り。きけばきくほどもやもやしてきてきたのが実情です。副作用の多い薬をのませたくなくて、他に方法がないかと考えて試行錯誤しました。

発達に障害があると考えると、発達するのは身体のはずです。なのになぜ発達障害のお医者さんは身体をみないのでしょう。お薬で発達はしませんよ。身体が変わるとしたらそれはドーピングです。なぜ発達の問題なのに身体をみないのかと色々な方にきいたのですがまともに答えてはいただけませんでした。で、こういう風に考えました。

うち（整体院）にそういうお子さんが来て、うちの娘をなんとかしてくださいと臨床家として患者さんに言われたとします。そうしたら僕はどう対応するかな、と考えたときに、よし、身体を一つ調べてみようか、と思いました。

うちの娘をみたときに、何よりも先に気づいたのは歩き方が変だったことでした。傍から見ても変でしたし、バランスが悪くてすぐ倒れてしまうんです。後は風が大問題でした。外を吹いている風を感じると逃げちゃったり、鯉のぼりをみると泣き出したり、車に乗せると窓を全部閉めてしまうんです。たしかにこれ変だよな〜と思って。家でもクーラーは消してしまう。扇風機もつけられない。というわけで身体をみました。

そうすると確かに血流が悪かったんです。肩こり・腰痛もちなんですよ。小学生ですよ。まずそこらへんが変だと思ったのと、いかんせん身体が硬い。動き方がスムーズじゃないんです。硬いとか柔らかいというよりなんか変なんです。

それで、一個一個治していったんです。足の指先から足首、股関節、胴体、首、と下から上に緩めていったんです。そうしたら歩き方がまず変わった。

やがて学校から連絡がありました。何かしでかしたかな、と思ったら、いつも手を上げない、昼休みにも遊ばない子だったのに、授業中手を上げるようになったとか、友だちと縄跳びしてましたよ、というのです。それでお父さんなんかしたでしょ、ときかれたので、ええ、整体やってました、と答えたら、やっぱり先生びっくりされまして。

娘は通級指導に通っていたんですけど、そこにいる同級生四名のご家族にお話しして、一か月間整体をやらせていただいたんです。ありがたいことにどなたも反対されませんでした。そしてその結果どうだったかというと、全部いい報告ばかりだったんですよ。いつも名前を読んでも返事をしなかった子が、三回呼んだら振り向いたとか、いつもテーブルの周りを走り回っていたお子さんが、座りなさいと言ったら二回目で座ったとか。たしかに傍から見ればまだ発達は遅いんですが、でもびっくりしたと言われました。反応して座ったのも初めてなんです、と。それで「これいけるじゃないの」と思いました。けれども学校の先生方には娘が変わっていく姿を見ても、どうしても整体と結びつかないということも言われました。

浅見　なるほど、そうですよね。学校の先生方が受ける一般的な研修で得られる知識では、到底「整体が発達障害を治していく」という現象を理解できないと思います。通り一遍のことしか習っていないはずです。

松島　最初、カンチガイされたりしました。

浅見　どういうカンチガイですか？

松島　整体といってもどういう整体かわからないので、ぼきぼきやるようなハードなものかと思われたりしました。学校では、やはり発達の問題とかいうとお薬とか、そういうものをのんで今のように落ち着いたのか、と思われたりしました。そしてそういうことじゃないんだと、本当に毎日整体をやって今のようになったのだと、そこを理解してもらうのが難しかったです。

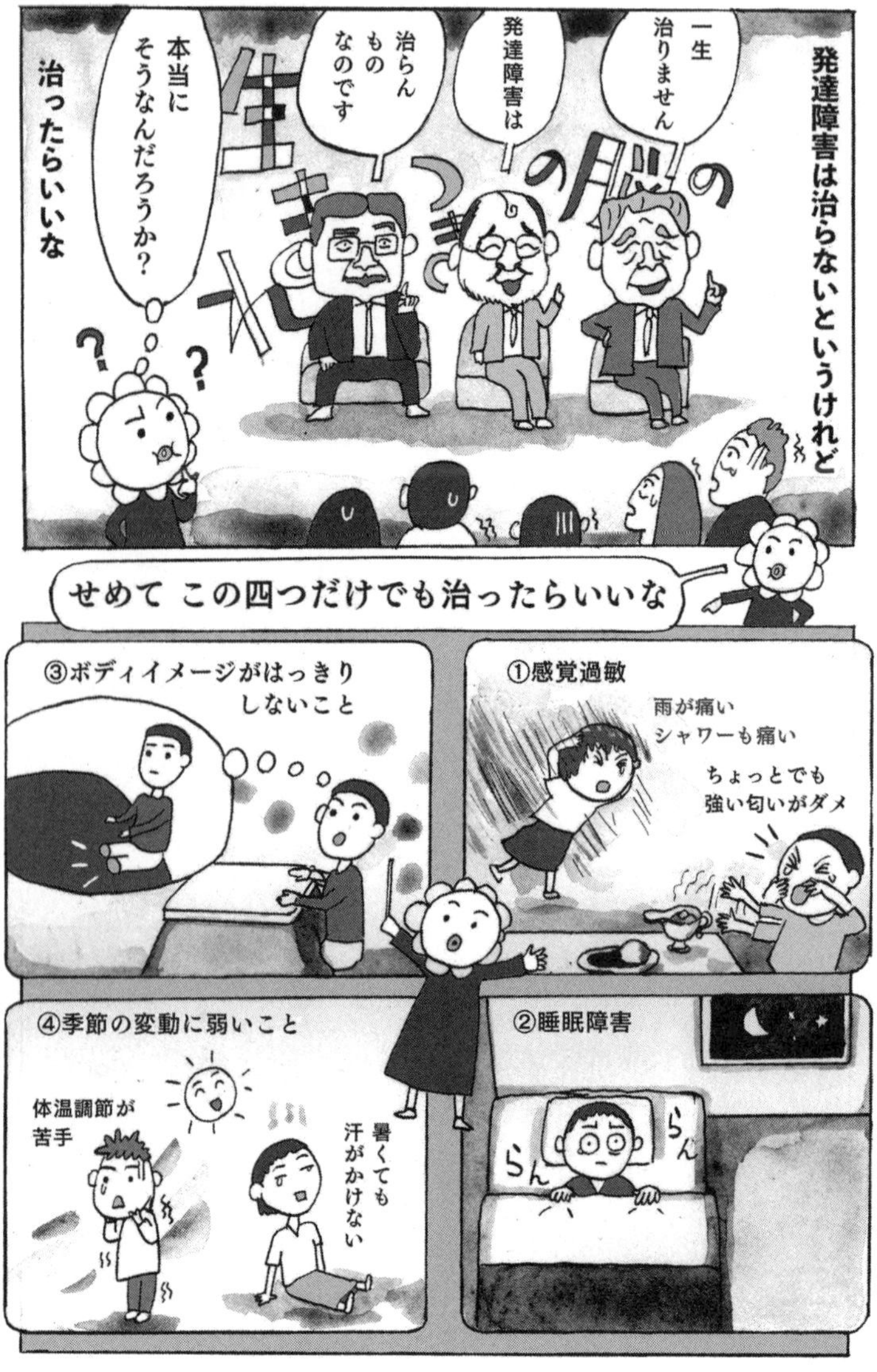
発達障害は治らないというけれど
一生
治りません
発達障害は
治らん
もの
なのです
本当に
そうなんだろうか？
治ったらいいな
せめて この四つだけでも治ったらいいな
①感覚過敏
雨が痛い
シャワーも痛い
ちょっとでも
強い匂いがダメ
③ボディイメージがはっきり
しないこと
②睡眠障害
らん
らん
④季節の変動に弱いこと
暑くても
汗がかけない
体温調節が
苦手

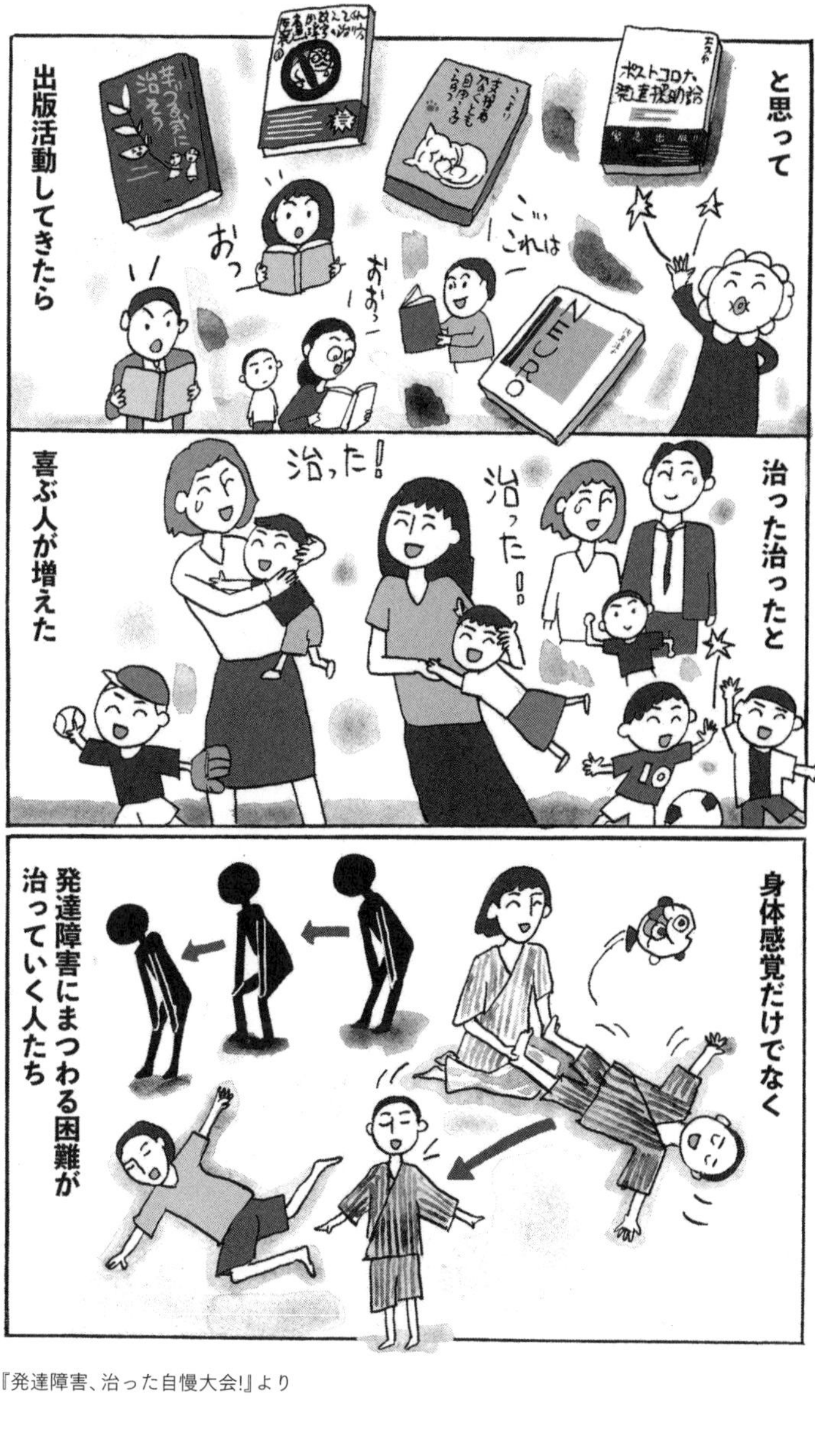
と思って
ポストコロナ発達援助論
これは
おおっ
おっ
NEURO
出版活動してきたら
治った治ったと
治った!!
治った!
喜ぶ人が増えた
身体感覚だけでなく
発達障害にまつわる困難が治っていく人たち

『発達障害、治った自慢大会!』より

浅見　ところが我々には、松島さんのおやりになってきたことがすんなりわかるんですよね。私たちにとっては、整体で発達障害が治っていくよね、改善していくよね、というのは当たり前だったんです。実際に身体アプローチで効果を上げる方たちをたくさん見てきたので。

そして今回、松島さんの創設された「療育整体」について知り、これは皆さんに知っていただきたいアプローチだと思いました。

なぜなら

・療育整体の導入で家庭での身体アプローチがぐっと簡単になる。
・きちんと理論に基づいている。

からです。

これまでも私は「発達障害の人たちが身体アプローチで発達する

のは当たり前」だと知ってはいました。けれども、一方で身体アプローチ「も」発達するのだな、というのが療育整体を体験してみた実感です。ああこれを実践すれば勝手に発達する身体になっちゃうな、と思ったのですがいかがでしょうか。

松島　そうです、そうです。まさに「勝手に発達する身体」にもっていくのが療育整体の目標です。

親心が生み出した療育整体

浅見　整体をお仕事にされている方としては、発達に課題のあるお嬢さんがいらしたらまず身体を整えてあげよう、というのは自然な発想ですよね。

松島　はい。何しろ娘がよく転ぶのが気になりました。

浅見　発達障害のお子さんはよく転びます。それと成人になっても転ぶ方もいます。なかなか成人は転ばないと思うので、それが特性の一つかと思っていました。

松島　私は整体をやっていましたので、まず転ばない身体を作ってあげたいと思いました。バランスのいい身体を作ってあげたいと思いました。そうしたら、身体は勝手に成長すると思ったんです。

浅見　なるほど。
松島さんの療育整体はまさに

・不便そうな身体の問題を解決してあげたい。
・副作用の強い薬をのませたくない。

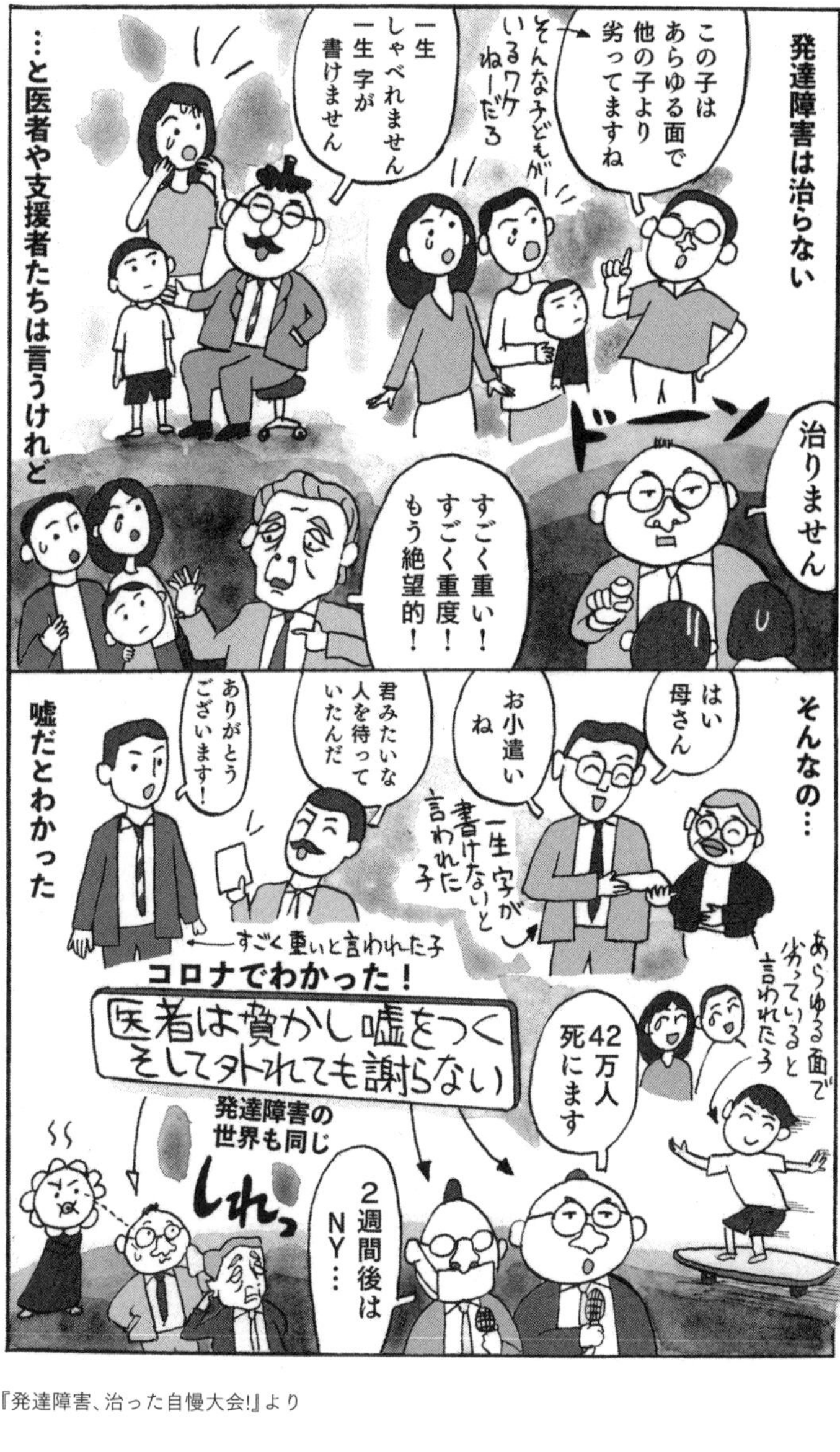
発達障害は治らない
この子はあらゆる面で他の子より劣ってますね
そんな子どもがいるワケねーだろ
一生しゃべれません
一生字が書けません
…と医者や支援者たちは言うけれど
ドーン
治りません
すごく重い！
すごく重度！
もう絶望的！
そんなの…
はい母さん
お小遣いね
一生字が書けないと言われた子
君みたいな人を待っていたんだ
ありがとうございます！
嘘だとわかった
すごく重いと言われた子
あらゆる面で劣っていると言われた子
コロナでわかった！
医者は脅かし嘘をつく
そして外れても謝らない
42万人死にます
2週間後はNY…
発達障害の世界も同じ
しれっ

『発達障害、治った自慢大会!』より

という親心から始まったわけですね。

松島　はい、そうです。

浅見　それは当たり前の親心だと思います。ところが医療には投薬以外の手段がない。

自分たちには手がつけられないもんだから、どうしても医療方面の専門家は「治らない」ことにしておきたがりますしそう信じさせようとします。また、専門家の言いなりになってしまっている親御さんたちも治るという希望から目を背けることを習慣にしていきます。

けれども一方で、花風社の読者の中には「治った！　治った！」と喜んでいる方が多いので、そういう人もいることを知らせようと二〇一九年、読者コミュニティサイト「治そう！　発達障害どっとこむ」を作りました（https://naosouhattatushogai.com/）。そしてこのサイトで「うちの子治った自慢」をしてくださった方たちにインタビューして書籍版『発達障害、治った自慢大会！』も出版しました（二〇二二年）。

この本には四ファミリーに登場していただき、愛甲修子さん（公認心理師・臨床心理士・言語聴覚士）と私が一緒に治ったご家庭にインタビューさせていただきました。そして改めて確認したのです。この四つのご家族の特徴。それはどのご家庭でも服薬をよしとしなかったことです。中枢神経に働きかける薬は誰ものんでいない。親の本能でこれはのましちゃまずいだろうとかぎ分けて薬を選ばなかった人たちが結局治っている。そういうことがわかったんです。

松島　なるほど。

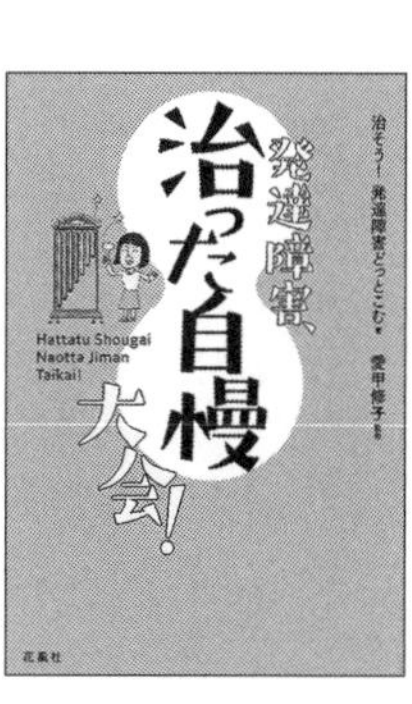

発達障害、治った自慢大会!

治そう! 発達障害どっとこむ＝著／愛甲修子＝監修

医者より親の方が治す力がある

浅見　我々にとっては常識なんですけど、医者より親の方が治す力を持っているんですよ。当たり前です。医者たちのやり方は決まり切っているんです。まず脅かす。一生治らないと脅かしてあきらめさせる。そして服薬させる。一生薬に縛り付ける。それだけです。でも親に力があると、その脅しに負けないいんです。そういうお母さんに書いてもらった本がこちらです。

　この本の著者こよりさんは、二人の発達障害のお子さんを持つお母様です。『支援者なくとも、自閉っ子は育つ』とはまた挑発的なタイトルですよね。もちろんこのタイトルをつけたのは私です。

　医者たちはこよりさんのことも脅したんです。おたくのお子さんは一生何々できない、と。でも今は二人のお子さんとも企業勤務なさっていて、お母さんにお小遣いをくれる働き者の孝行息子になっ

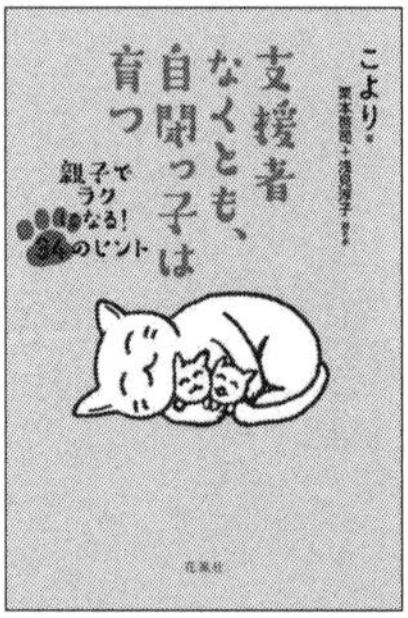

支援者なくとも、自閉っ子は育つ —— 親子でラクになる! 34のヒント

こより＝著

たんですよ。

花風社としては、こういう「医者が絶望させたけど治った」読者の方の現実をたくさん見ているので、大久保悠さん（発達援助家、てらっこ塾主宰）と『医者が教えてくれない発達障害の治り方①親心に自信を持とう！』という本も出しました。「親は医者より力を持っている」ことは、私たちにとって当たり前のことだから。

だから松島さんがやっていらっしゃることが、我々にはわかるんです。元々東洋医学の臨床経験がある方が、たまたまそういうお子さんを授かった。そして自分の知識をもってなんとか子どもに化学的な物質をとらせることなく治したい、という気持ちを持った。その方に整体師のバックグラウンドがあれば、鬼に金棒であろうと思います。

親心＋東洋医学の知識＋臨床経験が合わさって療育整体というものができたんだなあ、と私はそう理解しました。

親心＋東洋医学の知識＋臨床経験＝療育整体。

なぜ「療育」整体？

浅見 まあ、私は理解したんですけど皆さんはなんだろう療育整体っていうのは、と思うと思います。療育整体っていうか、親心整体じゃないかと。

なぜかというと我々は「療育」という言葉にいい印象を持っていないんです。「療育＝公費を使ってやっているけど実際何も治さない無駄な営み」、「療育＝官の『やってます感』を出すためのアリバイ施策」みたいな、つまりずばりと言うと「療育＝医療福祉利権＝税金の無駄」みたいなイメージがあったんです。でも松島さんはご自分の編み出された発達援助の方法に療育整体という名前を付けられた。この言葉にどのような思いを込められたのですか？

松島　療育というと色々な捉え方があるようで、本当にどういう意味かはお伝えしてこなかったですね。療育という言葉を作られたのは、高木憲次先生と言う東京大学の教授だった方です。一九六三年に亡くなりましたが、一九〇〇年あたりにこの言葉を作られたそうです。

浅見　そんなに歴史のある言葉なのですね。

松島　はい。当時は障害のある人は、見捨てられていたような時代でした。その時代に高木先生は、この人たちを見捨てない。治療と教育を考えよう、と療育という言葉を作られたそうです。僕はこの先生のお仕事に感動して自分が子どもを助けたくて編み出した手法を「療育整体」と名付けました。

浅見　元々療育とは、文字通り治療と教育の意味だったのですね。

松島　はい。今は何か発達支援と同義語になってしまっていますが。障害があるからと社会から切り離したり見捨てたりせず、親と子が一緒に育ってほしい、一緒に成長してほしいという願いを込めて療育整体と名付けました。

浅見　なるほど、わかりました。療育という言葉が、本来の意味からかけ離れたのは近年のことなのかもしれませんね。
そして療育整体というネーミングには我々サイドからも今ツッコミを入れてしまったんですけど、あっちからもツッコミが入るみたいですよね。整体なんかで治るわけがないとか。

松島　そうですね。よく発達支援の方から無理なことをやらせるんじゃないか、とか、そういうのには賛成できないなんて言われることもあります。全然知らない方からメールが来たり。直接会いたいと言われて会って語り合ったこともあります。

浅見　従来的な（しばしば効果のない）「療育」をやっている人からは整体じゃないだろうというツッコミが入り、整体で治ると十分知っている我々からは療育じゃないだろうとツッコミが入る療育整体（笑）。大変だと思います。

　本来、服薬を選ぶかどうか、そもそも発達障害を治したいか治したくないかも、家庭が主体的に決めるべきことのはずです。それを悪気があるのかないのか知らないけど、薬はのまなきゃいけない、発達障害を治すなんて考えてはいけない、と同調圧力をかけてくる支援者も多いですが、そんなものには忖度せず、各家庭が主体的に決めるべき問題だと思っています。

療育整体を親御さんたちのツールにしてほしい

松島　当事者の親は学校から説得されるんですね。お薬のんでください、とか。僕が整体師でなかったら、言われたとおりにやっていたと思いました。ツールがないですから。ツールがないと言うことを聞くしかない。でも心の中はもやもやしていたでしょう。脳の原因のどこかもわからないのにいきなりお薬のませてどうするんですか。

浅見　まさにそうですね。

松島　そして神経発達を促す整体があるということを知らせるには私一人では足りません。だからお父さんお母さんに知ってほしいと思ったんです。ツールがあるということを。

浅見　それで療育整体師という人たちをどんどん育てているんですよね。

松島　はい。あるときあるお母さんから言われたんです。整体のやり方を教えてあげても、他の人に伝えるのに肩書がないとやりにくい、と。

浅見　また療育整体の特徴として、本当に誰にでも取り組みやすいし素人が家族を相手に実践しても喜ばれますからね。

松島　お母さんたちが取り組めるように、そのように作ってあるので。どんどん広めていただきたいんです。それで、一日講座を受けたら療育整体師と名乗ってくださいと言ったんです。施術に対してクレームがあったら私のところに言ってきてください、と。今のところ、クレームは来ていません。

浅見　なぜ講座を受けただけの親御さんたちに肩書を名乗ることを許すのでしょうか？

松島　親御さんたちに、ツールにしてほしかったんです。学校の先生に説得され、医者に説得され、それに従うしかなかったお母さんたちも、この整体をやっているということで整体をツールにできる。だから、「うちはお薬は要りません」、とそういうことを言えるための最強のツールにしてほしかったんです。だから自信をもって名乗ってください。技術は保障できます。お父さんお母さんのツールにしてください、と。

浅見　実は私、発達支援の世界にはびこっているライセンスビジネスが嫌いなんです。なぜなら自分の腕で治せないから弟子に課金して生き延びるシステムの開発に余念がない支援者は、実際にお子さんたちを助ける力を磨こうとしないからです。でもそういうことはしていないんですね。

松島 そうなんです。一日学びにきていただいたらもう名乗ってください。お免状に課金はしていないです。お子さんの育ちに活用してほしいだけです。

浅見 一年に一回講習受けてお免状代数万円払わないと更新させない、とかそういう参勤交代システムも跋扈している発達支援ギョーカイなので。でもそうではなく薬をのませたい勢力に対抗するために療育整体師を増やしているのですね。

松島 単純に早くやってほしいのです。それが願いです。さっさと治ってほしいのです。私も親なので、しないでいい苦労はしてほしくないのです。

凡医との戦い？

浅見　松島さんは、物申すお父さんでもありますね。最初にお嬢さんに投薬しようとした医師がいたときの闘い方はすごいですよね。

松島　うちの娘は一歳半、三歳児健診のときに発達の問題があると言われて引っかかったんです。それまで私、発達障害という言葉を知りませんでした。でもその言葉を聞いたとき、「障害」という言葉が胸に刺さって、うちの娘っていつから障害者だったの、と思いました。そして自閉スペクトラム症ですね、ということになりすぐにお薬を処方されたんです。

でも私はこういう仕事をしていますからすぐに質問したんです。

これなんのためにのむんですか、と。先ほど先生は脳の偏りと説明してくださいましたけど、それこそどこが偏っているんだという話ですね。遺伝ですとも言われたので「どこから遺伝ですか？」と。そして生まれつきとも言われたので「生まれつきってどこからですか？」ともききました。

そうしたら先生、怒り始めたんですよ。こういうもんなんです、と。こういうもんてどういうもんなんですか？　口論になってしまいまして。僕の質問について何も答えなくて薬を出すってどういうことなんですか、と。薬をのんだらどうなるんですか、と。そうしたら脳の神経伝達物質がどうのこうのと言い始めまして。質問にも答えないでこれ出すっておかしな話ですね、と。だから私は言ったんですよ。先生に差し上げますので先生これのんでください、と。先生のんでどうなったか僕に報告してください、と。そして現状がよかったらうちの娘にのませてもいいですし、しんどかったら一緒に胃薬くらいはのんでさしあげますよ。と。

浅見　わはは（笑）。

松島　あいまいなんですよ、全部。何を言っているかわからないんです。本を三冊読んで来いとも言われました。S先生とかいう有名な人の本を読んでこい、と。で、私正直なので四千円以上出してその本を全部買って読んだんですけど、脳のどこに偏りがあるとか、私が最初に質問したことは一つも書いていなかったです。だから私もう一度病院行ったんです。なんにも書いていませんけど、と。

浅見　あはは（笑）。

松島　そうしたら先生もあきれ顔になって「こんなこと言いに来たお父さん初めてですよ」と言われました。だけど「みているのは子どもですよね」って言ったんです。ロボットをみているわけではないので。説明も不十分で薬を出す先生の姿はおかしいですよ、という話をしたんです。ましてやのむメリット、のんではいけないデメリットも説明しないで「頭がすっきりします」とか「落ち着きます」という説明だけ。だったらそれは覚せい剤じゃないですか、と。この先生、大丈夫かなあと思いました。

そしてすぐに添付文書をネットで調べたら、娘に勧められた薬は六歳未満の臨床例がないと言われたんです。そのとき娘は三歳ですから、それをまた先生に言いに行ったんです。先生、こんなに副作用がありますよ、と。そうしたら先生が知らなかったと言うんです。またまた、大丈夫かなこの先生、と思いました。

きっとこのギョーカイではこれが常識なんだろうなと。そして「僕はもうこのクリニック来ませんから、正直に先生、実際どうなんですか」とききました。六時半まで待って。先生と二人で、正直に話してもらいました。先生も父親であれば、もし発達のお子さんを持ったらどうなんですか、ときいたら悲しいんですけどこういう風におっしゃったんです。私だって仕事なんですよ、と。そういう法律があって、マニュアルがあって、そのとおりに出しているだけなんです、そこに問題ありますか？　ときかれたんです。

問題大ありですよ、と答えました。何よりも相手は人間で、将来あるお子さんですよ。ならばせめて、メリットとデメリットを話すべきじゃないですか。それで親御さんに選択をさせるのが常識だと思います。

そこで知ったのですが、普通に診断するだけだと二千円くらいしか出ないらしいんです。でもお薬を出したり発達検査をすると二万円、三万円になるそうです。そういう話をしてくれまして、やはりそういう考え方なんだな、とわかりました。

仕事ととらえたらそれは間違いではないかもしれない。だけどそのメリット・デメリットの話はしなきゃいけないし、親御さんに選択肢を持たせるべきじゃないですか、と。で、私は言ったんです。先生が正直に話してくださったので、私はもうこのクリニックには来ません。でも聴いたことはみんなに言いますから。先生のお考え、実は医者もよくわかっていないということもみんなに伝えますから、と。

それで出入り禁止になりました。

浅見　素晴らしいやりとりです（拍手）。我々は遊びで「凡医を問い詰める会」というのを作っていまして、それこそ「生まれつきの脳機能障害で一生治りません」とかしたり顔で言う医師がいたら「先生、生まれつきってどこからですか？」とききいてみることを推奨しているんですけど、だいたいテキトーに言っているだけだから答えられない医者が多いようですよ。凡医を問い詰める会、松島会長爆誕ですね。

松島　後日談がありまして、市役所に行ったんです。そういう風に先生がおっしゃっていましたけど、と。どういう風にお考えなんですか、と。市役所の方々は回答を避けられました。私たちは専門家ではなく、システムに対して書類を作ったりするお仕事なので、専門家の方がそうおっしゃったのならそうじゃないんですか、とさらりとスルーされまして。そこから僕は発達と障害を分けて考えよう、と思ったのが今に至るきっかけです。

発達支援にも物申す　すべてが脳機能じゃないだろう

浅見　なるほど。そうやって物申すお父さんとして投薬を当たり前のように押し付けてくる医者と闘ったということですね。

そして発達支援の世界でも、他の身体アプローチとも闘ってきたとか。たとえば感覚統合とか。

発達障害への身体アプローチって感覚統合から始まったせいか、前庭覚と固有受容覚で全部説明しようとする傾向があります。そこにも違和感を覚え、物申した経験もおありだとか。

松島　そうなんですよ。時々理学療法士、作業療法士の方が講座に来られます。そして前庭覚、固有受容覚の話になります。だけど私は本当に疑問だったんです。たとえば片足立ちができない子に対して、前庭覚だとか固有受容覚だとか言いますが、そもそも筋肉はみていますか？　と思ったんです。ちょっとぐらついただけで前庭覚とか固有受容覚とか。丁か半かじゃないんですよ。

浅見　うふふ（笑）。

松島　ぐらぐらするお子さんがいらしたので、私はその方たちの前で、足首とふくらはぎを調節してみたんです。そしてもう一回立ってみてと言ったらぴたりと立てたんですよ。そして私はその作業療法士、理学療法士の方たちに言ったんです。これなんですか？　これでも前庭覚、固有受容覚の不具合ですか、と。そうしたら黙っちゃいました。この状態にもっていってあげたら全然関係ないじゃないですか、と。

なんでも脳の問題にしたがるけど、ちょっと脚の調節するだけで立てちゃうんですよ。発達するのは身体なのに、なぜすぐ脳の問題にするのだろう。

それがたまらなくて、じゃんじゃん身体を調節しちゃおうと思いました。

浅見　なるほど。

前庭覚・固有受容覚という捉え方はとても便利なので我々も使ってきたわけですが、確かにおっしゃるとおり脚を整えたら立てるわけですね。そして立てたらもうそのあと自発性で動いて勝手に発達する身体になっていくわけですね。

感覚統合に取り組んでいる人たちの印象としては「あの人たちあまり血肉を考えないのよね」っていう感じです。筋肉とか、血流とか考えない。私が最初に治ってほしいな、と願った発達障害の人の不具合はこちらの四点なんですけど。

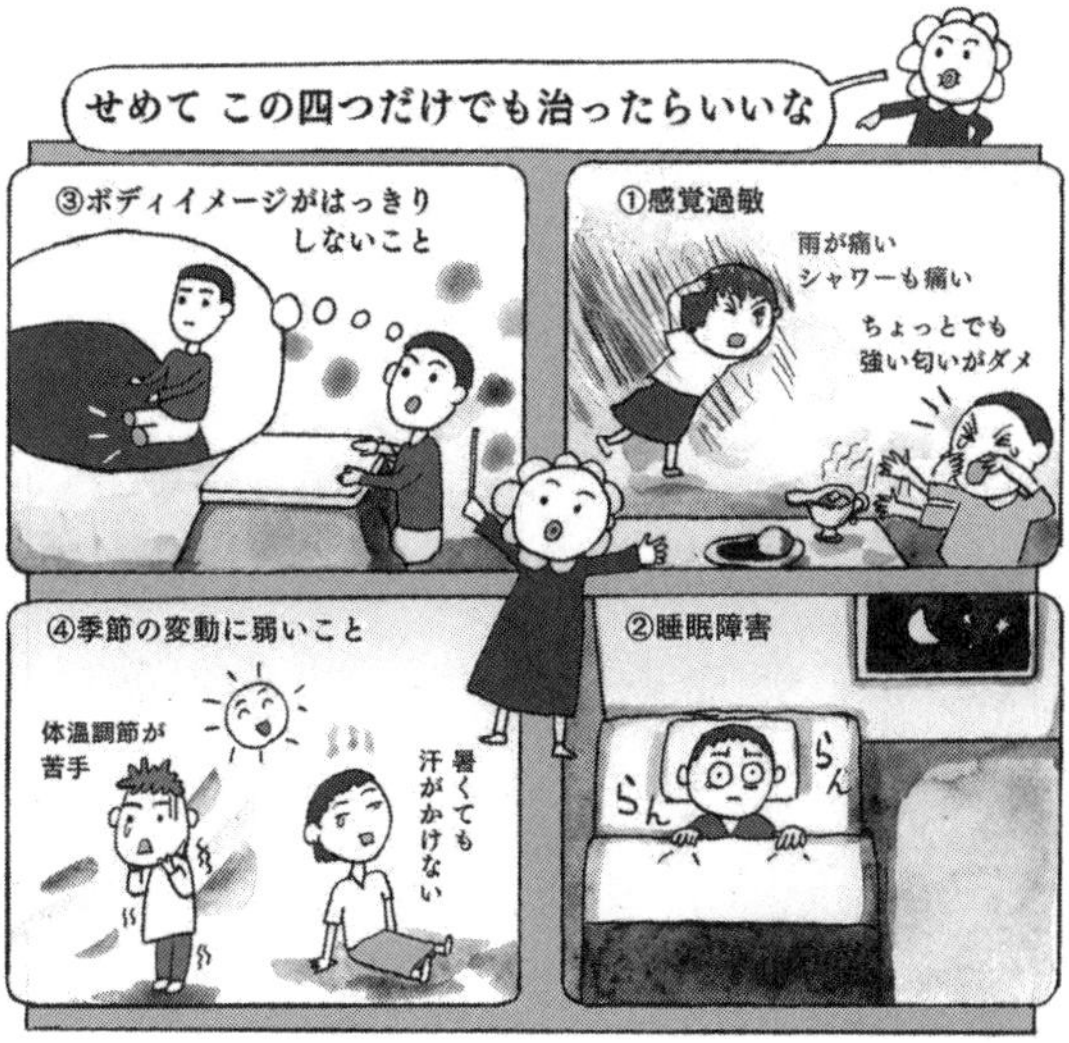
せめて この四つだけでも治ったらいいな
①感覚過敏
雨が痛い
シャワーも痛い
ちょっとでも
強い匂いがダメ
②睡眠障害
らん
らん
③ボディイメージがはっきり
しないこと
④季節の変動に弱いこと
体温調節が
苦手
暑くても
汗がかけない

『発達障害、治った自慢大会!』より

感覚統合ではこの四つのうち一個半くらい治ったかな、っていう感じです。でもコンディショニングというのを取り入れて、今度は四つばっちり治るようになったんですね。そして今度は療育整体の登場で「勝手に発達する身体が育つ段階に来た」と思っています。

発達障害は神経発達障害である

浅見　発達障害は、神経発達障害なんですよね。神経発達障害に切り替わったんですよね。でも、それがあまり日本でまともに受け止められていない。どうしてか謎ですが、どうもコロナ禍でも見たように、医療従事者って、最初に入った情報からの切り替えが超絶不得意みたいなんですね。だから未だに「一生治らない脳機能障害」と暗唱して終わっている感じです。惰性で。実態は違うのに。

それにたいていの医者は親御さんたちほど必死ではないから、ガイドラインを超えたところまで学ぼうとすることはめったにない。

脳機能障害だと絶望的に思えますよね。頭蓋骨をぱかっと割って治療するわけにいかないですから。でも私、松島さんが愛読してくださっているという『NEURO――神経発達障害という突破口』という本を書いて、神経発達障害なんだから全身に働きかければいいんじゃないの？　神経は全身にあるんだから。身体アプローチでだいぶ治っているよ、っていうことを伝えておきました。ある意味、花風社は療育整体のために道を均しておいたんですね。ご存じなかったかもしれませんが。

ただしこの本は、相当「炎上」したんです。すごい医者たちに嫌がられて。日本の発達障害ガイドラインによると医者たちは治らないと言い張って診断と投薬だけしていればいいんです。ちょうどコロナ禍において発熱患者みないで病床増やさないで注射だけしたがったのと同じですね。治さなくても儲かるシステムを発達医療は作り上げていて、もうそれ以上努力する気は医療側にはないし、だから最初から治す気などないんです。ガイドラインを守っている限り、発達障害の医者は全員やぶ医者たることを運命づけられているんです。でもやぶ医者と呼ぶのが気の毒なので「凡医」という言葉を使って凡医凡医と呼んでいたら、彼らプライドが高いから怒っちゃったようだけど、結果的にこの本が松島さんに影響を与えて勇気を与えたようですね。

松島　そのとおりです。発達障害ってなんなんだろう、という疑問が常にありました。多動とかスペクトラムとかは教えてもらったんですが脳機能障害っていうのなら脳のどこなんだろう、とか。遺伝というといつからの遺伝なんですか、とか。生まれつき、というのならどこから生まれつきなんだろうとか、疑問がいっぱいあったんですけど誰も答えをくれなくて、そもそも脳のなんなんですかという問いあわせをずいぶんしたんです。お医者さんもわからない。発達支援の有名なところにいったけどそれもわからない。みんなわからない中で、悩んでいました。そしてたまたまネットで『NEURO――神経発達障害という突破口』を発見して、毛穴が逆立ってこのまま毛が生えてくるんじゃないかと思ったくらいです。

浅見　あっはっはっはっは（笑）。

松島　そして一日で読みました。それでやっぱり神経だったんだ、と。だったら血流を上げればいい。血流を上げたら神経発達できるじゃん、と小躍りしたくなるような気づきがあったんです。

浅見　なぜですか？　なぜ血流を上げると神経が発達するのですか？

神経と血流は伴走している

松島　神経と血流は伴走しているからです。

浅見　伴走しているとはどういうことですか？　というか、そもそも神経とは「具体的に」どういうものなんでしょう？

血管は透けて見えたりするし、注射の時に探したりするし、具体的に「そこにある」のがわかります。ではそもそも神経とは「形状として」どんなものですか？　中枢と末端をつなぐ何かだということは理解していますが。

松島　神経とは、中枢と末端をつなぐ糸状のものです。末端から中枢へ刺激を伝えます。そして外部刺激は内臓に結構行きますね。中枢神経は、末端へ指令を出します。
講座では療育整体師の卵の人たちに、

・中枢神経　コンピューター
・末梢神経　ケーブル

という説明をしています。

浅見　なるほど。そういう説明だと具体的に思い描きやすいです。

松島　当然、動脈・静脈も神経支配を受けています。一方で、神経も血管から酸素の供給を受けています。つまり、神経と血管は相互依存関係なんですよ。

浅見　血管の中の血流が全身に酸素を配っているのは義務教育で習

うくらい基本的なことですね。そしてその先には神経もある。ならば神経を発達させるために血流をよくするのは効果がありそうだ。

松島　はい。血流が酸素をあげているんです、神経に。

浅見　そりゃそうですね。

松島　だから血流がよくないと神経発達しないんです。

浅見　はあ、なるほど。本当に相互依存関係なんですね。

でもとくに西洋医学の枠組みの中では、筋肉・神経・血流を別々に独立して考える人も多いのではないでしょうか。神経発達障害だから血流をどうのこうの、とか医療サイドからは聴いたことがないですよ。

松島　私は中医学を通じて、神経と血管のワイヤリングに気づいていましたので、神経発達症なら整体が役に立つぞ、と頭の中のパズルがぴたりとハマった気がしました。それからもう何度も読ませていただいております。

浅見　ありがとうございます。騒がれた本でしたが療育整体のお役に立てたのでしたら出して良かったと心から思います。

神経とは中枢と末端をつなぐ糸状のもの。
神経と血管は相互依存関係にある。

骨軸で立つ

浅見　花風社の周辺ではここ数年、金魚体操が大ブームになりました。若干過熱気味なほどに。

療育整体にも「ゆらぎ」という形態的には似た手法がありますよね。松島さんにそれを施術していただいた私が、それを勝手にスーパー金魚体操と名付けてSNSに書いたら、また過熱してしまった感じです。

なぜ金魚体操が過熱したかというと、それくらい皆さん金魚体操に助けられてきたからです。

今まで花風社が出した本の中の金魚体操で、色々な悩みが解決したのはたしかなんです。関節とかに不具合がある人はそれが整いました。あと身体の緩急が可能になった人が多く、力を入れる時と緩める時、メリハリがつくようになり、それによって色々な不調が解決していったのはたしかなのです。

一時期、読者の方から悩みが寄せられ、これ何をすればいいですか？　ときくと「金魚体操」とリピートする感じになり、金魚体操万能みたいになった傾向すらあります。一方でまだ金魚体操の準備ができていない身体のお子さんがいることもわかりましたし、そういう人には別のアプローチが用意できるし、揺らし方も色々あったり、と金魚体操については様々な学びがありました。

金魚体操のおかげで、感覚統合ではあまり治らなかった四つの不具合は治ったし、内臓・関節・水収支に注目することで治ったことは多かったんです。そして今、療育整体と松島さんが現れて「骨と血流」に注目してみると、また新しい視点を与えていただいたことになり、たしかに骨と血流を整えるのは大事だなあと思いました。

療育整体の手法において、松島さんとしては色々強調したいポイントがあると思うのですが、私が一番自分に引き付けてぴんときたのは「骨軸で立つ」なんです。療育整体では「骨軸で立つ」ことを

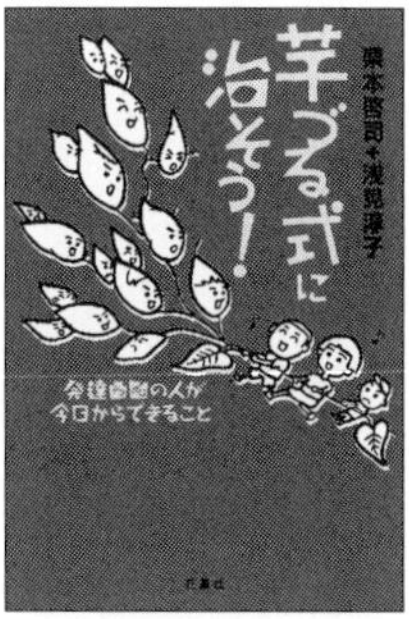

芋づる式に治そう! ――発達凸凹の人が今日からできること

栗本啓司＋浅見淳子＝著

目標にしている。

松島　「骨軸で立つ」というのは、療育整体の中では一番の目標です。

浅見　「骨軸で立つ」とは具体的にどういうことか、教えていただけますか？

松島　発達障害の子には、猫背とか歩くと揺れるとか転びやすいとか、そういう問題があることが多いですが、それはどこか筋肉に強張りがあるということです。無理があって動いているから筋肉に負担がかかり、その身体の「つらい」というメッセージが響いて心が苦しんで暴れてしまうんですね。

それに対し「骨軸で立つ」とは、「その子の立ち方で立つ」ということです。「気をつけ！」とか、無理やり立たせるとか、指示されて立つ立ち方ではなく、重力に対して、その子の持っている骨格で無理のない立ち方をするということです。筋肉負担のかからない立ち方です。

そうすると猫背であった子もその子にあった姿勢になるんですね。首が前に出ていても筋肉負担がなくなると収まる。凝りがとれる。血流がよくなる。骨と筋肉と関節が連動しやすい姿勢が作れる。

そうなると何が起きるでしょう？　次の動きからその子の人生が変わるんです。動きが変わる。そうすると心も変わるでしょう。

浅見　そうですよね。動きが変われば心が変わる。

「骨軸で立つ」というのが療育整体の目標。
骨軸で立てると動きが変わる。
動きが変わると人生が変わる。

療育整体の基本はシンプルな三つの手法

松島　療育整体には三つの手法があります。

・入力
・縦横
・ゆらぎ

です。

このうち「入力」の手法が骨軸で立つのを可能にします。

「入力」の手法でやることと言えば、手首に簡単な刺激をとんとん、と入れるだけです。そうすると脳にアプローチして、脳がその子のラクな姿勢を取ろうと反応してくれる。専門用語でいうと「解剖学的肢位」と言って、一番負担のない立ち方ができるようになります。

長くて十五秒くらいの施術です。

浅見　そうなんですよね。体験させていただいて、あまりに簡単でびっくりしたんです。

松島　難しくしようと思ったらいくらでも難しくできるのだけれど、目的はお母さんにやってもらうことです。だから簡単にしました。お子さんと一番かかわる方にやってほしいですから。

長い施術じゃお子さんももたないでしょう。

「ながら施術」ができるのも療育整体の特徴です。「お帰り」と言った瞬間に手を握ったらできる施術です。こんなのができたらいいなと思って作りました。手首にちょっと刺激を入れるだけでそれが可能になったということです。

浅見　本当にこれは実際に見ていただきたいと思うし、各地の講座で見ている方、体験している方もいると思うのですが、私なども自分で体験してびっくりしました。

松島　簡単ですからね

そして「ゆらぎ」の手法もあります。これは金魚体操に似ているかもしれません。でも違うと思います。

ゆらぎは背骨を柔らかくする手法です

感覚過敏とか感覚鈍麻の子に施術します。呼吸を活用しながら揺らします。おそらくこれはオリジナルです。お子さんのお腹をみながら行います。一番血流が上がるのはこれだと思います。揺らし方も独特で、だいぶこだわっています。単純に揺らせばいいぜではなく、腕脚の長さを整えていくのが目的です。

浅見　松島さんのゆらぎの手法は、寝ている人にもできるし、従来の身体アプローチに乗り気ではないお子さんにもできますね。もちろん寝ているお子さんにもできます。

松島　そうです。

浅見　あとだんなさまに奥様がやってあげるのもできますね。身体の大きな人に小さな人がやってあげることもできる。家族で健康になれますね。色々な意味で簡略化されつつ血流に働きかけることができていいなあと思います。

松島　あとは「縦横」ですね。たとえば効果的なゆらぎを実現するには、自分の縦横を知らないといけない。

浅見　皆さん頭に？　が浮かんでいるかもしれません。

松島　基本の手法は三つありますが、ゴールは一緒なんです。とにかく血流を上げて立ちやすい姿勢を作る。

浅見　そのために自分の縦横を知らないといけないわけですね。

人間の縦横

松島　人間はまっ二つに分けたら、縦に動かしたら整う方、横に動かしたら整う方があるんですね。両方縦とか両方横とかはないんです。

浅見　なんでですか？

松島　私の仮説ですから違うかもしれませんが、原始時代とか、横に動くだけ、縦に動くだけでは他の動物とかに太刀打ちできなかったと思います。いざというとき、逃げるときに。

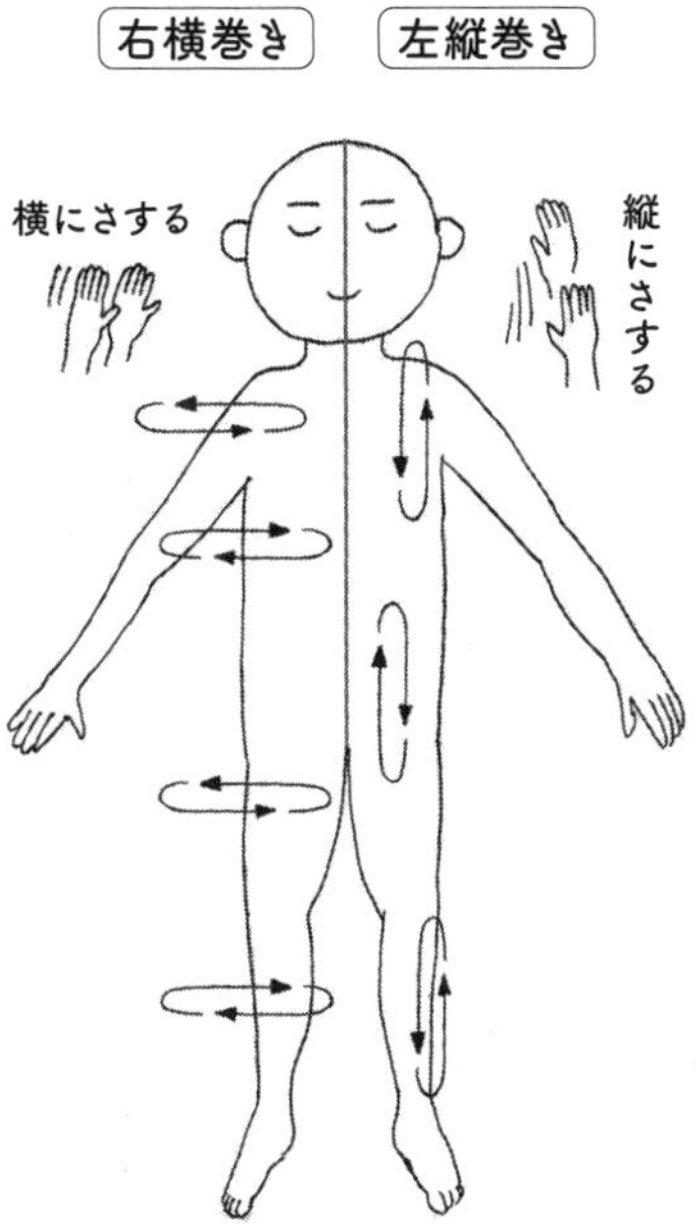
右横巻き
左縦巻き
横にさする
縦にさする

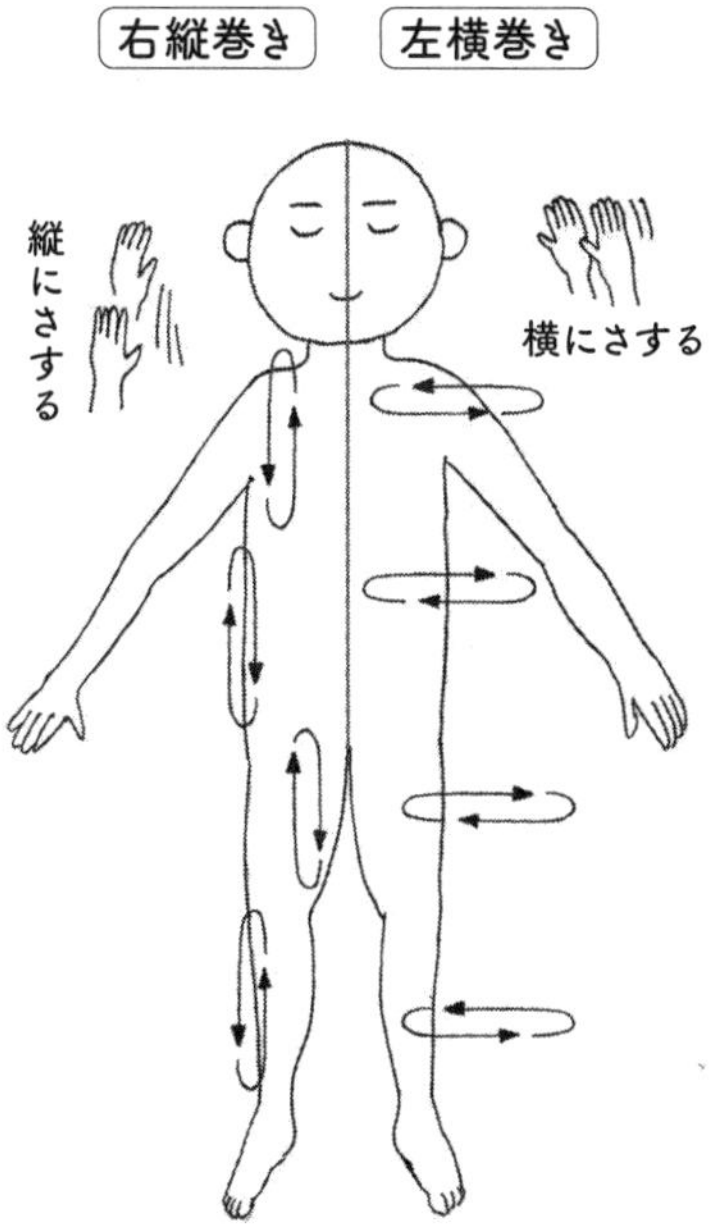
右縦巻き
左横巻き
縦にさする
横にさする

動くという経験則の中から進化してきた結果、片方は縦に、片方は横に、動くのが得意になったんですね。

実をいうとラジオ体操など、左右対称の動きをまじめにすると腕脚の長さがずれるんですよ。

なぜなら人間の身体はシンメトリーじゃないからです。

浅見　まずは自分の縦横を知らないといけないですね。

松島　はい。そのために、ペンを一本用意してください。

二択です。

まずは右手でもって書いてください。

ペンは立ちますか？　だとしたら右が縦、左が横です。

次に左手で同じことをしてください。

右利きの人は左では書かないと思いますが、持ってみてください。

是非皆さんやっていただきたい。
およその仮説としてのその方の縦横を知っておいていただきたいです。

また、鞄を肩にかける見分け方もあります。
右肩にかけたとき縦に持った方が持ちやすいですか？
だとしたら右が縦です。
後ろに回したり横に回す方が持ちやすければ右が横になります。
↓動画①［縦横の確認（カバンの肩掛け）］

そしてご家族の場合、お母さんの縦横がわかるとお子さんの縦横がわかります。
女の子の場合には、お母さんと同じです。
男の子は逆です。

［縦横の確認（カバンの肩掛け）］
https://vimeo.com/
793539148/2cbc8e7b35

例外は少数ありますが、まずこのとおりです。

お母さんの縦横がわかると、おばあちゃんの縦横もわかるし、生まれたばかりの赤ちゃんもわかるわけです

浅見　なるほど。本当に一家で取り組めますね。

まとめ　三つの手法

浅見　まとめますと、療育整体の基本の手法には

- 入力
- 縦横
- ゆらぎ

の三つがありますね。

松島　その三つを自由に組み合わせて、骨軸で立つ身体を育て、血流をよくするのです。そうすると浅見さんのおっしゃるとおり、勝手に発達する身体に育ちます。

浅見　皆さんに取り組んでいただくのが楽しみですね。

第2部

第1章 療育整体の土台

理論は大事

浅見　私は今回療育整体のことを知って「身体アプローチも発達するんだなあ」と感激したのです。

身体アプローチが発達障害の人のＱＯＬを改善していくのは知っていたけれど、どんどんどんどんすごいものが見つかっていくなあ、と。

なぜなら巻頭対談でも触れたとおり、療育整体は、実に簡単な手技で「勝手に発達する身体」になることを実現しているからです。

療育整体が素晴らしいなと思うのは主として二点。

・手法が簡単。整体の素人である保護者でも取り組める。
・きちんと理論がある。

ということですね。

そこで本章では、療育整体の土台となる理論について教えてください。

松島　はい。

私自身、きちんと理論がないとダメだと思っています。なぜ、が明確じゃないと皆さんに納得していただけませんし継続しませんから。

人々に納得してもらうためには理論が大事。

皮脳同根

松島　療育整体は中医学の、皮脳同根（皮膚と脳は同じルーツ）の原理に基づいています。

人間ももともと、一本のチューブみたいな、消化器官だけのような生物でした。その頃には五感のうち触覚しかなかったのです。

その触覚が分かれて様々な感覚が生じたのですね。

そして人間の触覚器官とはなんでしょう？

皮膚ですよね。

皮膚を脱いでみるとしましょう。そうすると、五～六キロもあります。それだけ大きい臓器は他にありません。最大の臓器です。

ではその臓器がなんの役割をしているのでしょう？

実は皮膚には、他の感覚の能力（味覚・聴覚・視覚・嗅覚）が残っているんですよ。

光は視覚では七色しか見えないけれど、皮膚は紫外線や赤外線まで感知していますね。

第六感、何か嫌な感じ、等を感じるのも皮膚です。

また地震が来る前にわかる人などもいます。

浅見　よくわかります。私自身、皮膚で色々な情報収集をしていると思います。地震の前兆も感じることがあるし、お風呂に焼酎とか色々なものを入れると「今日のお風呂は美味しいな」とか味を感じます。もちろんお湯を口に含むのではなく、お風呂に浸かって肌がお湯に触れると、味覚も呼び起こされるのです。

松島　はい。ですから、皮膚に触るということは、脳に入力するということなんです。

浅見さんが巻頭対談でおっしゃったとおり、頭蓋骨を開けて脳みそに手は入れられません。でも、皮膚は脳なんです。皮膚にアプローチすることは脳にアプローチすることです。

だから皮膚に最高のやり方で触ることは大事です。療育整体では、最高のさすり方を開発したつもりです。

浅見　皮膚が脳より強いのは、なんといっても全身に渡っていて、容易にアクセスできるところですね。

皮脳同根という大原則がある。

だから皮膚への入力は脳への入力と同じ。

最高のさすり方を開発した結果生まれたのが療育整体。

皮膚と脳はなぜ同根と言えるのか？

松島　皮膚と脳は同じ根であるという意味を説明しますね。

子どもが生まれるとき、まずは卵子と精子が出会って受精卵となります。

細胞分裂を繰り返しながら成長する受精卵は、外胚葉、中胚葉、内胚葉と呼ばれる三層の細胞層グループからなっています（胞胚期）。

人間の皮膚と脳は一番外側の「外胚葉」から派生したものであり、皮膚と脳は同じルーツなのです。

だからこそ、皮膚は脳に勝るとも劣らない情報処理能力を秘めています。

皮膚と脳は同じルーツ

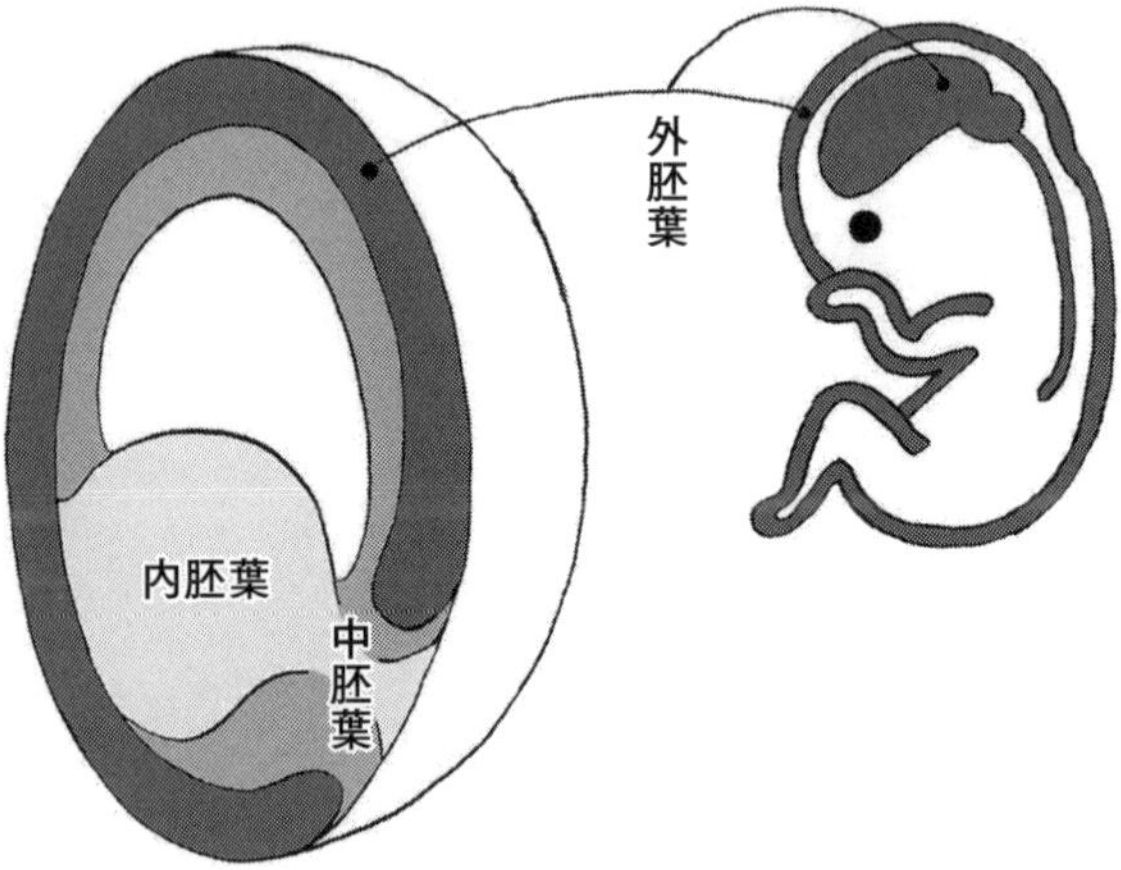

外胚葉 → 皮膚・脳・髪・爪・口腔・咽頭・鼻

中胚葉 → 内臓・消化器官・すい臓・肝臓・肺・大腸

内胚葉 → 筋肉・骨格・血管・血液・心臓・腎臓・脾臓

しかも皮膚は、脳と比べて、その突出した面積の広さから、多くの感覚を感知して、大量の情報を処理している器官であり、皮膚の刺激は脳に直結しているのです。皮膚からの刺激は、脊髄に入ったあと、比較的単純な経路で脳に到達していきます。

だから、皮膚を撫でることは、脳を撫でるといってもいいほどなのです。

お母さんが、我が子の肌を直接刺激することは、子どもの脳、全身に刺激を与え、全身の神経発達を促すことにつながるのです。

皮膚を撫でる＝脳を撫でると言ってもいいほどである。

身体から心を変える

松島　また、心理学の分野で言えば、身体心理学という学問があります。心と身体は一つ。身体の方にアプローチして心の方を変えていく。これが身体心理学の考え方です。療育整体と通じるものがあります。

私は二〇一七年、療育整体の普及と啓発のために「発達キッズ協会」を立ち上げました。

その発達キッズたちのために

・より自由度の高い生き方
・より選択肢が増える人生

を理念とし、実現に向けて活動する協会です。

発達キッズ協会では整体、栄養、メンタルマネジメントなど各種セミナー等も行っていますが、最近では身体心理学の第一人者のおひとり、桜美林大学の山口創先生に講演を行っていただきました。

アカデミズムの世界でも、療育整体と通じる考え方はあります。

普通、西洋的な手法だとカウンセリングとかセラピーなど、言葉でもって変えていく、心から変えていくという方向性が多いですね。でも日本はありがたいことに身の方を整えようという伝統がありります。各種武道などがそうです。

また座禅、瞑想、中国の太極拳なども身体の鍛錬を通して心を変えていく手法ですね。

身体心理学はそれに通じるものがあります。

中医学や、身体心理学が療育整体の土台になっています。

中医学や身体心理学など、「身体から心を変える」研究は積み重ねられてきた。
療育整体の土台もそこにある。

まずは血行をよくする

浅見　身体を変えて心を変えるのですね。
まずは身体のどこを変えますか？

松島　まずは血行をよくする。姿勢をよくする。
血流が悪かったら、血流をよくする。
猫背で丸まった姿勢なら、まずそれを治す。
そうしたら心の方にも変化があるのではないか。

そういう仮説を立ててやっています。そして着実に効果を上げています。

まずは血行と姿勢をよくする。

理論がしっかりしているからこそテイラーメードが可能になる

松島　療育整体には

・入力
・縦横
・ゆらぎ

の三つの方法がありますが、すべて血流は上がるし骨格は整います。

ミックスしてもいいし、一つ一つやってもいいのです。

療育整体はプロの施術者だけのものではありません。お母さんたちを「ゴッドハンド」にしてしまう施術もご紹介しています。

浅見　いいですよね。

身体アプローチがよさそうだ、ということになっても少数の「神の手を持つ施術者」しかできないみたいな手法だと、やはり依存的になってしまう。そこから個人崇拝に入ると、テイラーメードが不可能になる。お子さんが中心でなくなってしまう。

でも理論があり、自分でできる、となると納得した上で家庭でも四六時中取り組めるようになります。その理論をもとに、目の前のお子さんの様子をみながら、テイラーメードのアプローチができる。それが素晴らしいなと思います。

というわけで療育整体の成り立ちについて質問させていただきます。

そもそも整体って何？

浅見　療育整体に入る前に、そもそも整体ってなんなんでしょうか？

どっちかというと、身体に不調がないときは、整体師の方のことって忘れている気がします。

でもあっちが痛い、こっちが痛い、という状態が出てくると、「整体でも行こうかな」という気になる。

そもそも整体って何なんでしょうか？

松島　はい。ではまず「整体」という文字を見てください。

正しく束ねて↓体を整える↓身体整え屋さんなんです。

肩こり、腰痛治し屋さんではないんです。

浅見　正しく束ねて整えるのですか。
何を整えるのですか？

松島
身体の歪み↓不正↓正しくない状態
を整えます。
なぜなら

・歪みの悪循環↓身体が歪むことで滞りが発生する
・気の流れが悪い↓身体に必要なものが入らず、不必要なものは
出ていかない

という状態ができるからです。

身体の疲れが取れず、痛みが出てきたり、血流が悪いと慢性化しやすくなります。

熱エネルギーも運べなくなるので、身体は冷えてしまいます（冷え性。末端冷え性）。

そして免疫力も低下します。体温が一度下がると免疫力は三十％下がると言われていますね。

身体が固くなり、固いところが固定されてしまうと歪みっぱなしになります。

歪みが固定されると血行も悪くなり、冷えと血行不良の悪循環になります。

浅見　なるほど。

松島　整体はこの流れを逆にするのです。

身体が整う↓血行が良くなる↓身体も温かくなる↓筋肉が柔らかくなる↓自分で自分を整える力が上がる↓自己整体が出来る↓善（良）のサイクル↓勝手に治るものは治る↓身体の自然なサイクル、仕組みになる

「治す」というより、「直す」方に近いでしょうかね。直す結果、治っていく。

整体とは身体を整え、不調の慢性化を防ぐためのもの。
自分で治っていく身体に整えていく。

骨軸で立つ＝解剖学的肢位

浅見　花風社では二〇一〇年に『発達障害は治りますか？』（神田橋條治 他＝著）を出したときから「コンディションを整えると、長い目で見て発達していく」ことを実感してきました。そしてどちらかというと、東洋的な手法の方がそちらに優れていることも。

そしてその整体を発達障害のお子さんたちに適応したのが療育整体ですね。

では療育整体の目標とはどういうものでしょうか？

松島　巻頭対談でも述べたとおり、「骨軸で立つ」身体にするのが療育整体の目標です。

療育整体とは、

「筋肉、関節の動き、体軸をコントロールすることで、人間の理想的な形（解剖学的肢位）を作り、血流を上げて、発達、成長に必要な身体機能を向上させる全身調整法」です。

浅見　解剖学的肢位とはなんですか？

松島　その人の身体が重力に負担がかからない状態であるということです。負担がかからない姿勢であるということです。

負担がかからない立ち方を身体が覚えると、次の動きからその子はラクに身体を動かせるようになります。

そうするとその子の人生が変わります。

◎骨軸で立つ

骨軸で立てる身体になる（重力がきちんと骨・骨格に乗っている状態）

1 骨は筋肉と違って疲労がない。

2 骨軸で立つと関節や筋肉の連動性が一番上がり動作が滑らかになる。

3 無駄な緊張が取れる（筋肉を酷使しないで、骨の上に立つことでガチガチに緊張している状態から抜ける）。

4 精神が安定して、血流が上がる。

5 骨軸で立つことにより、身体全体が変わり、動作や使い方、「心」も変わる。良い状態が身体に染み付いていくので効果が続く。
動けば動くほど身体は良い状態になっていく。すなわち心も変化していくことになる（身体から心を変える身体心理学の考え方）。

血流を上げることが大事なのはなぜか？

浅見　なぜ血流がそれほど大切なのですか？

松島　血流を上げると、神経発達がもたらされるからです。

◆血流を上げる◆

◎神経と血管が「筋肉」をコントロールしている

筋肉の収縮、弛緩異常は、神経と血管の異常であり、その筋肉群に「発達、成長を妨げる障害」があると認識することができます。

その筋肉群を、整えることによって、神経、血管、筋肉を正常な状態に回復させていきます。

◎神経発達のカギは「神経、血管」のワイヤリング（相互依存関係）

近年（二〇一三年）京都大学の研究で、ニワトリの各細胞が神経系と血管を作るとき、双方の細胞がなぜかお互いを行き来して連絡を取り合っている事実が判明。つまり、両方の細胞が連携しながら神経系と血管を作っていたのです。全くかかわりがないようで、この二つは実は「一心同体」だったという論文が発表され、アメリカの科学雑誌『サイエンス』に掲載されました。

神経、血管の異常部位（筋肉の異常）には、必ずと言って良いほど「神経、血管」のワイヤリング（相互依存関係）に不具合が生じていて、そこに神経発達等の不具合があると考えています。

浅見　発達障害は神経発達障害ですから、神経が発達すると発達障

＊この神経・血管ワイヤリングの解剖学的考察は，すでに十六世紀にオランダ人の解剖学者 Andreas Vesalius（アンドレアス・ヴェサリウス）によって記載されている。解剖学者、医師人体解剖で最も影響力のある本、『ファブリカ』に載っている。

害状態はなくなっていきますね。

つまり発達障害が「治って」いきますね。

松島　療育整体では発達障害を「神経発達の不具合」がある状態だと考えます。

同時に「部分的な未発達、部分的な未成熟」がある状態と定義しています。

骨軸で立つことによって、身体が整い、血流が整い、未発達な部分は、発達していきます。

骨軸で立つ↓身体が整う↓血流が整う↓未発達な部分が発達していく。

療育整体の他にも大事な取り組みはある

松島　ただし、療育整体だけやっておけばいい、とは考えていません。療育整体を行えばたしかに身体は整います。そして身体が整った結果心を整えることもできるでしょう。

でも身体以外にも整えるべき大事なものはあります。

・コミュニケーション
・食事
・家族関係
・夫婦関係

などです。

これは整体だけやっているときには考えていなかったことです。

けれども現場に出かけると、こうしたところにも問題があることに気づくことになりました。

このあたりの問題をクリアして初めて、いい結果が出てくるのではないでしょうか。

◆効果的な施術をするには◆

「施術をすれば発達障害は改善する」というような簡単な方程式は存在しません。

◆施術の他に付随されること◆

・子どもとのコミュニケーション、信頼関係の構築
・保護者の相互信頼、理解関係の構築
・食べ物、食事の見直し
・家族関係の見直し
・信頼される自己形成等

これらを行なった結果「改善する事ができる」と考えます。

そもそも血が足りないのではないか？

松島　あともう一つ、血を作ることも大事です。

浅見　血を作る？

松島　血というと、どろどろとかさらさらとかが話題ですよね。
でもそれ以前に血液そのものが足らないのではないかと思われる状態像のお子さんが多いです。
だから食べ物も大事です。

浅見　なるほど！
栄養療法が注目されるようになり、藤川徳美先生（精神科医）の理論が話題になったとき、そもそも発達障害のお子さんだけではなく母体の方も鉄分不足が多いという指摘がありました。
ですから親子そろって鉄分摂取を心がけてよくなったケースも多いのです。

松島 ただそこでも問題があります。

サプリや食品でいくら栄養摂取しても、吸収しない人は吸収しないんですよね。消化吸収能力がない人もいる。内臓の状態も大事なんだなと思いました。

現場でそれに気づいたから、食の勉強もするようになりました。

そもそも「血を作る」ことも大事ではないか。
食事にも注意する必要がある。

舌をみる

松島　中医学では舌の状態をみて身体の中の健康状態を推し量ります。有用な目安です。なかなか一般の方はやらないのですが、漢方薬局の方とかはこの舌診《ぜっしん》ができる方も多いのですよ。

どこがどうよくなったか、見た目ではわからなくても、舌の状態には表れていることがあります。療育整体では施術の効果が上がっているかどうかを、この舌診でみます。

ご自分の舌をみてください。そして本書のカバーをとってみてください。イラストが並んでいます。

舌の前は動脈、裏は静脈なんです。そして、舌をみると腸の状態もわかります。食べたものをきちんと消化吸収できているかどうかがわかります。

浅見　なぜですか？　なぜ舌をみると腸の状態がわかるのですか？

松島　血が足りない、血流が悪い状態を中医学では「血虚」と呼ぶのですが、薄べったい舌、細い舌の人はいくらいいものを食べさせてもきちんと腸で吸収していません。

舌は毛細血管が多く集まっている組織で、血液の変化は舌に出ます。

内臓を映し出す鏡です。ですから腸の状態もわかります。取ったものをきちんと消化吸収できるほど健全かどうかがわかります。

舌をみると、内臓にとどまらず、身体全体の様子がわかります。

内臓はみることができませんが、舌ならみえますよね。

血液の変化も舌に出ます。一番みやすいですよね。

舌下の静脈がふくらんでいれば、血流が悪いということ。通行止めみたいな状態になっているということです。

そして整体して血流がよくなってくると舌でわかるんです。療育整体をやっても、シンプルすぎて結果がわからない、ではなく、結果はわかるんです。

浅見　なるほど。おうちで療育整体をやってみて、効果が上がっているかどうかはお子さんの様子や行動面だけではなく、舌をみるとわかるわけですね。

血流の状態は舌に表れている。
内臓の状態も舌に表れている。
療育整体の成果は舌の状態でもわかる。

◆「療育整体の特徴」

◎療育整体の目的

身体の血流を上げて、その人に合った理想的な姿勢、立ち方を作る（筋肉疲労のない状態を作る）。

↓そこから子どもの自発性な動きが出てくる。

↓社会活動につながる（身体がしんどいままでは自発性は出てこない。その子ならではの発達の切り口がつかめない。だからまず身体をラクにしてあげる）。

◎**療育整体の考え方**

1　血流を上げる（神経、血管のワイヤリング）。

2　皮脳同根（皮膚と脳は同じルーツ）。

3　骨軸で立つ（身体の使い方の変化）。

★三つの基本手法★

背骨、皮膚→「揺らす」「さする」　関節→「入力」

家でお母さんお父さんができるように「シンプルに」。

最高のさすり方を考案したのが療育整体。

第2章 動きの発達と姿勢と血流

姿勢をめぐる支援の混乱

浅見　さて松島さん、これまで繰返し松島さんは、姿勢をよくすることの大事さを力説されました。

一方で発達障害児者を取り巻く世界では従来、姿勢が悪いことは

・無理やりにでも（応用行動分析等の手法を借りて飴と鞭で）矯正すべきも

の。

・発達障害にまつわる特性の一つとして、周囲が理解し、受け入れ、矯正すべきではない。

という二方向で語られてきた気がします。

それに対し多かれ少なかれ、これまでの身体アプローチは

・いい姿勢が自然に取れる身体を育ててあげよう。

という方向性を目指してきました。

そして松島さんも、よい姿勢が取れる身体を育てることを目指して療育整体を開発してこられました。

しかし、そもそも、姿勢をよくしなければいけない理由はなんですか？

松島　姿勢が悪いと、血流も悪くなり

・集中力の低下↓学習能力の低下
・体力・運動能力の低下↓生活能力の低下
・自律神経失調

などの症状が起きるからです。

浅見　まさに発達障害児者の困難と言われてきた特性ですね。発達障害だから姿勢が悪いのではなく、姿勢が悪いからこういう症状が出てきているのかもしれない。ならば「発達障害の改善」には姿勢をよくするところから始めてみてもいいかもしれませんね。

松島　その通りなんです。

発達していくのは身体です。
姿勢をよくすることにより

・首も肩も凝らなくなります。
・血流が上がります。
・自律神経が整います。

浅見　見た目ではなく健康上の理由で、姿勢はよいほうがいいわけですね。

松島　そうです。

浅見　従来の療育現場では、姿勢は悪いままでいい、という考え方もありました。
無理して矯正すると心の傷になってしまう、と説かれていた時代もありました。

松島　無理なことは一つもする必要がありません。療育整体の「入力」の手法は数秒で終わります。そして姿勢がよくなります。

浅見　従来の発達障害の支援者たちは、そういう方法を知らなかったので、姿勢をよくするために「ぴしっとしなさい」等の言葉での働きかけもされてきました。

そういうアプローチに対し、どう思われますか？

松島　「気をつけ！」と命じても意味はないですね。

よい姿勢を自然に取れる身体を育ててあげればいいと思います。

そのためにまず療育整体で行うのは「入力」です。

発達障害児者にありがちな姿勢の悪さは治った方がいい。
それは見た目ではなく健康のため。
動きやすい身体で社会を渡っていくため。
でも「気をつけ！」等言葉でアプローチすることに意味はない。
自然によい姿勢を取れる身体を育てるのが大事。
そのために有効なのが療育整体の手法の一つ「入力」である。

動きの発達

松島　ヒトの動きは、まずは前後の動きから発達します。
そのあと、上下の動きが発達します。
最後は左右の動きです。

浅見　これまでも、左右の動きができるようになると、自分の感情表出ができるようになる印象でした。
　左右の動きは最後に発達するのですね。

松島　はい。そして前後の動きが悪いと最初から動きの発達が引っかかってしまうんですね。

浅見　なるほど。

松島　そして前後の動きをコントロールするのは体軸のコントロールです。つま先重心か、かかと重心かに偏ると、「姿勢が悪い」状態になります。
　姿勢が前かがみ（猫背等）だと上半身は前重心（つま先）になり、下半身（腰から下）は後ろ重心になります。

逆に反り腰だと上半身は後ろ重心、下半身は前重心になります。

身体は、倒れないように常に前後のバランスを取ります。極端な過重心になれば人は倒れてしまいますから倒れないように頑張ってしまうわけです。それが凝り等につながります。

ここに、心の状態も加わると日常生活では一日のうちに重心は前に行ったり、後ろに来たりと常に重心移動をすることになります。

浅見　忙しいし疲れますね。学習や社会性に回すエネルギーが不足してもおかしくありません。

松島　それを真ん中にもってくるのが「姿勢をよくする」ことです。

巻き肩の人もよく見られます。

肩が中に入った状態です。胸が張っていません。

いずれの場合にも、筋肉が踏ん張っていてラクに立てていないんです。
血流の滞りも起きています。
なので整えてあげる必要があります。

胸が張りすぎているお子さんもいます。
そうすると倒れないようにつま先重心になります。
人は常に移動しながらバランスをとっています。
そして姿勢が悪ければ、その姿勢で動くんです。だから疲れるし血流も悪くなる。

重心が真ん中にないと倒れないように余分なエネルギーを使うことになる。

発達障害＝重心移動に課題がある

松島　私が観察してきたところ

・つま先重心→自閉傾向、ＡＤＨＤ傾向
・かかと重心→学習障害傾向、ＡＤＨＤ傾向

の傾向があるように思います。

浅見　それは、松島さんの臨床経験からですか？

松島　はい！　全部のお子さんがそうだとは言い切れませんが、娘や同級生の皆さんがもらった診断名と身体の様子を見ると、こういう傾向があるように思えます。断言はできませんが今持っている仮

説です。

浅見　いずれにせよ発達特性に関する課題を指摘されたお子さんには、重心移動にも課題があるということですね。

学習障害と言われるお子さんの場合などは、目の使い方、首が使えているか、正中線が成り立っているかといった課題が大きいようなので、重心を真ん中に持ってくることは大事かもしれません。ここが整えば、一気にできることが自然に増えるかもしれません。

なんらかの発達の偏りがあったとき、ご家庭や支援の場で「重心が真ん中にあるか」「かかと重心か」「つま先重心か」を観察していただけるといいですね。診断がついていようといまいと、ラクに動ける方がいいので。

松島　はい。この「重心を足裏の真ん中に持ってくる」のが療育整体です。正確には真ん中よりもう少しかかとよりですが。

重心が真ん中に来ると、骨格で立つことが可能になります。

筋肉緊張、筋肉の負担がある箇所（首、背中、頭）が骨格の上に乗るようになります。

その結果、筋肉、神経、血管、などの連動性が抜群に良くなります。

この立ち方から生まれる動きが一番その子にあった動作になります。

浅見 自分に合った動作をできるようになって初めて、自分の身体で社会を生き抜いていけるとも言えますね。

筋肉に負担がかかっていて、血流の滞りが起きている姿勢が「姿勢の悪い」状態。
発達障害のような症状が出てもおかしくない。
血流を上げる↓自発的に身体が動くようになる。

第3章

「入力」で骨軸で立てる身体を作る

手首への入力

松島　姿勢をよくしてあげたい、とはまず感じたことですが、最初はカイロプラクティックのようにボキボキやったりしていました。でもお子さんのように未発達な身体ではそれは適切ではないんです。

そこで考えだしたのが「入力」です。

パソコンにキーボードで入力しますよね。それと同じように身体に入力してあげる。それが脳への入力になる。

その際、キーボードとなるのが関節です。

関節ならどこでもいいのですが、一番効率的なのが手のひらなので、手のひらに入力していきます。

ちょんちょんちょん、ちょんちょんちょんちょん、と。

↓動画②［入力の手技（手元のアップ）］

> 入力は関節ならどこでもできるが一番簡単で効果的なのが手首。
> 親指を外に、小指を手の甲に向けて動かす。

［入力の手技（手元のアップ）］

https://vimeo.com/793539301/b671400f36

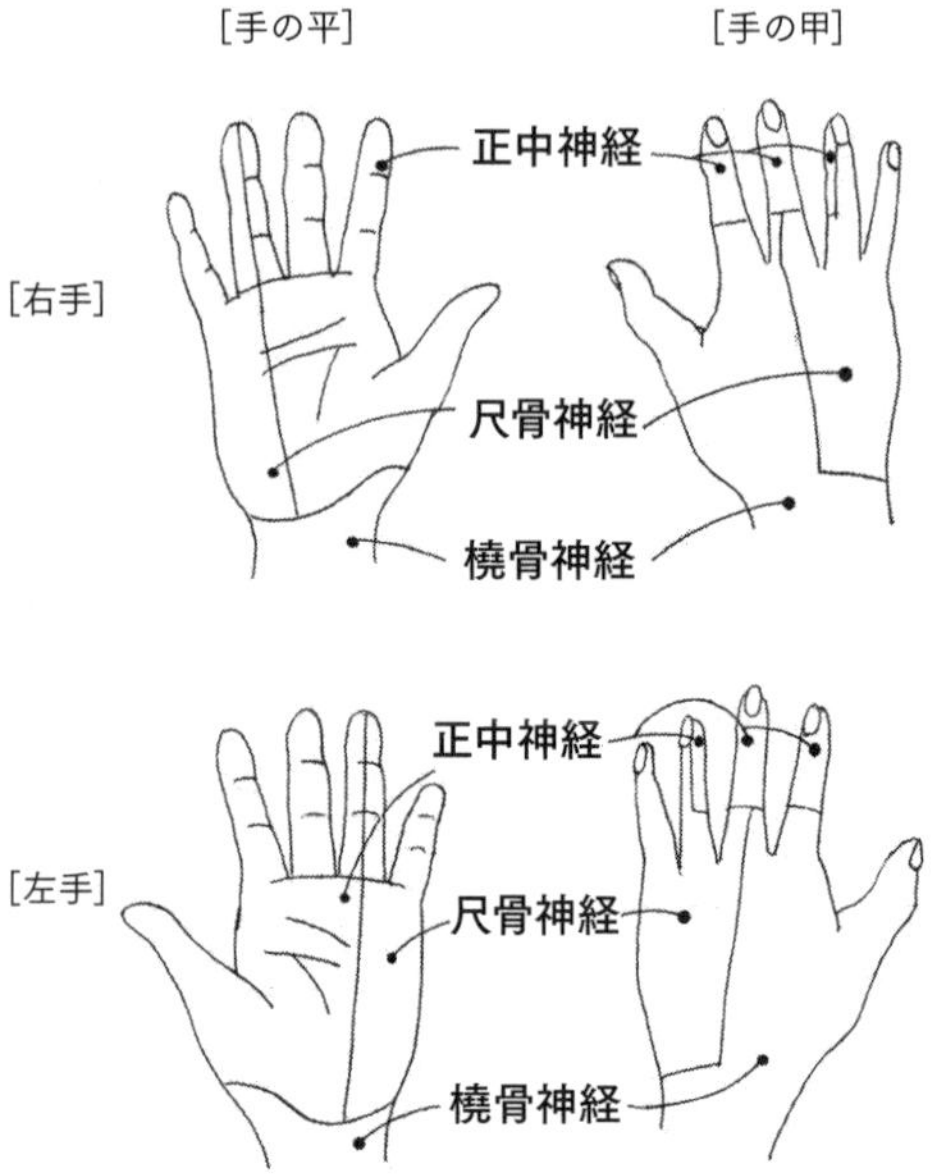

●親指は外に

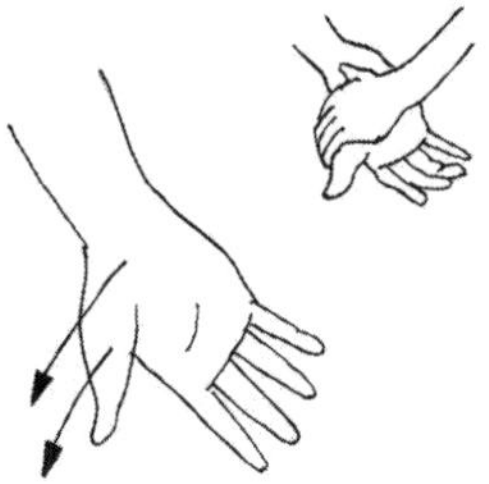

●小指は上下に動かす

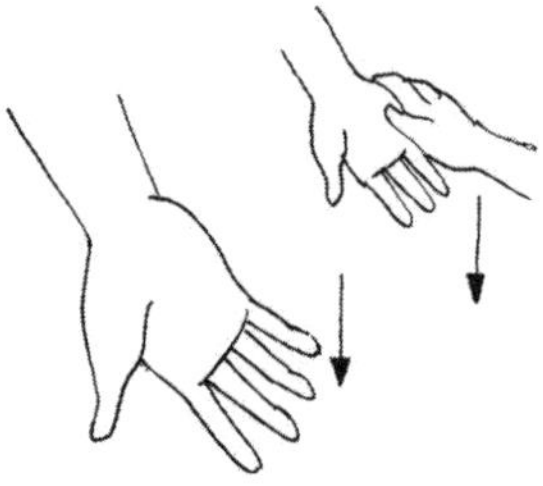

これだけで何が変わる？

浅見　これだけ……ですか？

松島　これだけ、です。
それで変わっていきます。
あ、注意することがあります！
左右の手を変えたとき、同じ方向に動かさないように注意です！
あくまで、親指は外に、小指は上下にちょんちょんちょん、と動かすのです。

浅見　簡単ですね。

松島　力技ではないんです。骨を動かすのではないんです。

浅見　皮脳同根なので。

松島　そういうことです。

浅見　この簡単な入力で、どういう効果が得られるのですか？

松島　骨軸で立てるようになるので、体幹がしっかりします。

右手首への入力↓首回り・左側の背中の緊張を取ります。（左足の緊張も若干取れます）。

左手首への入力↓首回り・右側の背中の緊張を取ります。（右足の緊張も若干取れます）。

そして入力の手法が便利なのは、どのような姿勢でもできること。

お子さんが寝ていても、学校帰りでランドセル背負っていてもできることです。

「入力」の手法はどのような態勢でもできる。

恐怖や不安が凝りをもたらす

これはとくに

・場面緘黙
・表情が乏しい
・こだわりがあって何かを握ったら離さない

等の状態にあるお子さんなどに意味があるアプローチです。

入力の施術で、不安や緊張を感じやすいお子さんから不安が取れていくようです。場面緘黙のお子さんなども同じです。

以前放課後等デイの送迎バスから、どうしても下りないお子さんがいました。ポールを握りしめて下りないんです。そこで手と背中に入力して緊張を取ってあげました。重心の位置を変えたんですね。そうしたら怖くなくなったようで、すんなりと下りてきました。

身体のバランスが悪いと怖いですよね。でも緊張が取れると動き出すし、お話し始めたりするんですよ。

こういう症状にはこれを、という一対一のやりかたではありませんが、姿勢がよくなるから、首が前に出ている子は戻ります。肩が上がっている子は下がります。自然な状態、ニュートラルな状態になります。

そして

・場面緘黙
・表情が乏しい
・こだわりがある

お子さんたちにはこの「入力」から始めるといいようだ、というのが私の臨床経験からの仮説です。
恐怖や不安は筋緊張をもたらしますよね。

浅見　ああそうか。びくっと入るから。

松島　はい。反射が入るんです。そしてそれが積み重なると凝りとなります。

浅見　その指摘は初めて聞きましたけどたしかにそのとおりですね。

恐怖や不安を感じやすい↓びくっとする機会が増える↓凝りになりやすい。

こう考えると恐怖や不安が入りやすい人は「凝っている」のが常態でもおかしくないですね。

松島　そうなんです。それが血流の滞りにつながるんです。恐怖や不安がもたらした反射でも滞りますし、多すぎる刺激（感覚過敏）に対しても身体はびくっと反応します。反射で入った滞りは、反射で取ってあげるといいです。その手段が「入力」です。

場面緘黙やこだわり等、恐怖や不安が引き起こしていると思われる症状のお子さんにはまず「入力」をしてみる。
恐怖・不安→びくっという反射→血流の滞りが常態化している。
その反射を「入力」という反射で取り除いていく。

施術効果の持続性は？

浅見　「入力」で血流がよくなり姿勢が整うとして、その姿勢はどれくらい持続するのでしょうか？

松島　大事な質問です。「入力」によって姿勢がよくなったとしても、それは整体をやった方の力ではないんです。たとえば僕がうちの子に入力をして姿勢が整っても、それは僕の力ではない。

浅見　お子さんの力ということですね。

松島　そうです。入力する側がするのは入力だけなんです。その微弱な刺激に反応して、受ける側が姿勢を作るんです。

ということは当分持つんですよ。

何か重労働とかをやれば、戻りますが。

浅見　そうしたらまた入力すればいいのでは。

松島　そうなんです。

九十日続けてみてほしいんです。

そうすると脳がその姿勢を覚えます。

それが実感です。

入力の結果姿勢がよくなるのは、入力された方の力なので持続性はある。
九十日続けてみよう。

セルフ入力

浅見　してくれる人が誰もいないときでも、セルフ入力はありませんか？

松島　あります。
信号待ちのときにでもちょんちょんちょんちょんと親指を外に押すといいです。
この場合は小指は要らないです。

親指だけでもいいんです。↓動画③［入力の手技（セルフ）］

浅見　簡単ですね。

顔への入力

松島　手を怪我した場合でもできることはありますよ。
顔の表情筋への入力です
あっぷっぷと手で上に顔を上げると、楽しくなるでしょう。
下に顔を下げるとなんだか気持ちが落ち込みますよね。
これは血流にも関連しているんです。
顔を上に上げたときの方が、血流が上がっているんです
顔への入力は、手首よりは効かないけど前後のバランスは整えてあげられるんです。毎日会った瞬間に整えてあげられますね。これも入力なんです。

［入力の手技（セルフ）］
https://vimeo.com/793539385/409fdf0326

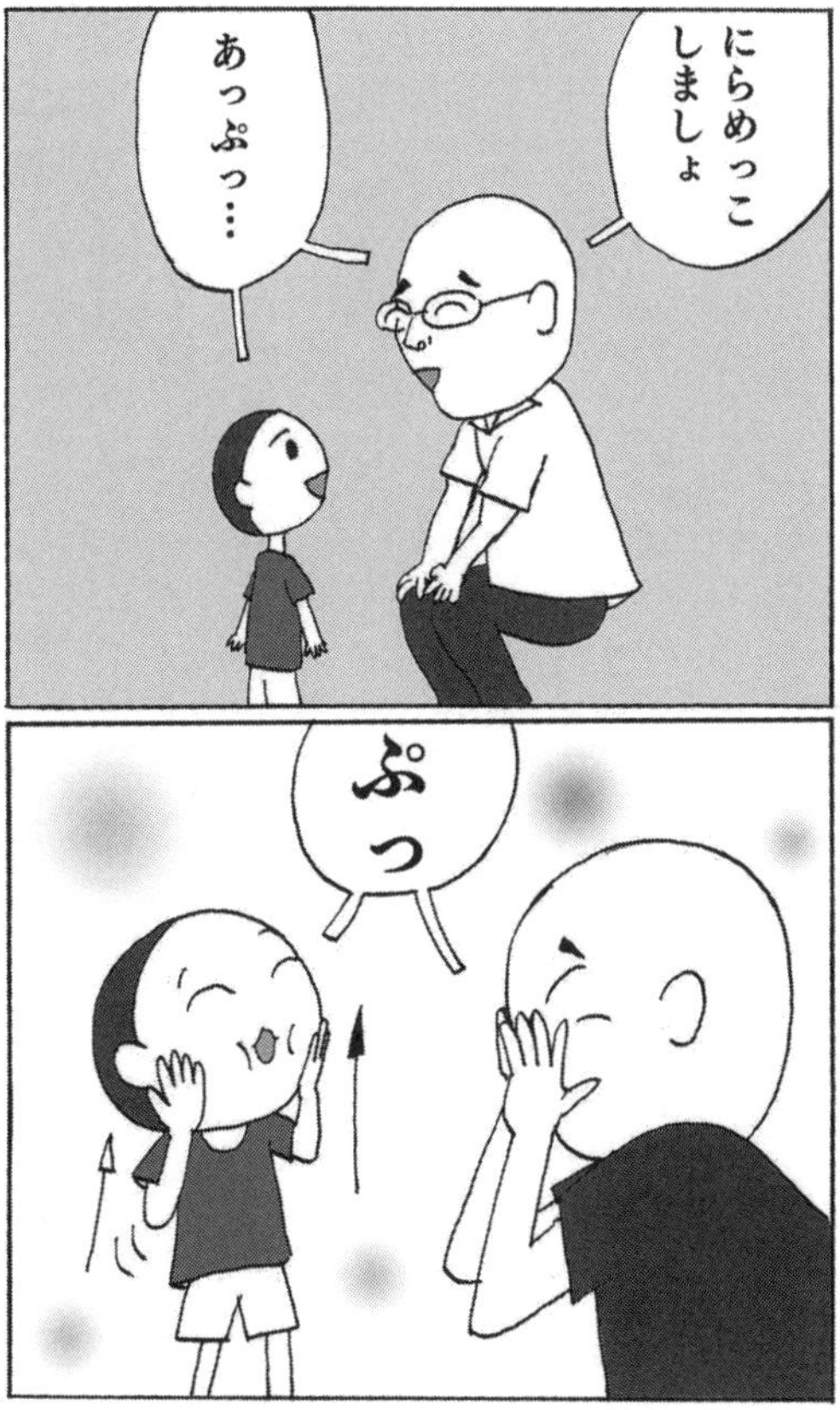
にらめっこしましょ
あっぷっ…
ぷっ

表情筋
↓上げるとうれしい。
↓下げると悲しい。
ここを動かすのも入力。

生活の中で「ながら入力」が可能

松島　また、入力の長所は、とにかく簡単なので、お子さんがどのような状態でもできるということです。

お子さんが寝ていたら、横に行って手首にちょんちょんちょんちょんとやればいいです。

浅見　これだとわざわざ立ってもらう必要もないからついでにできるし、親密な感じになれますよね。

松島　はい。そしてお子さんがランドセル背負って帰ってきたら、「おかえり～」と言いながら手を取って「ちょんちょんちょん」とやってあげるといいです。

> 「入力」は簡単なので「ながら整体」ができる

「入力」の頻度はどれくらいすればいい？

浅見　これは、どれくらいの頻度でやればいいのでしょうか？　皆さん親心としてやればやるほどいいのではと思ってしまうと思うの

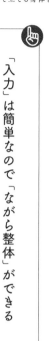

ですが。

松島　やればやるほどいいんです。暇さえあればやってあげればずっとその姿勢がキープできます。そうすると脳が覚えるんです。「あ、こっちの姿勢の方がラクだ」と。

そうすると本人の気づきがありますから、やってやってと言ってくるようになるんですよ。

やってあげる頻度は高ければ高いほどいい。

「入力」まとめ

松島　「入力」は主に、首、背中の緊張（筋肉の緊張→恐怖麻痺反射、場面

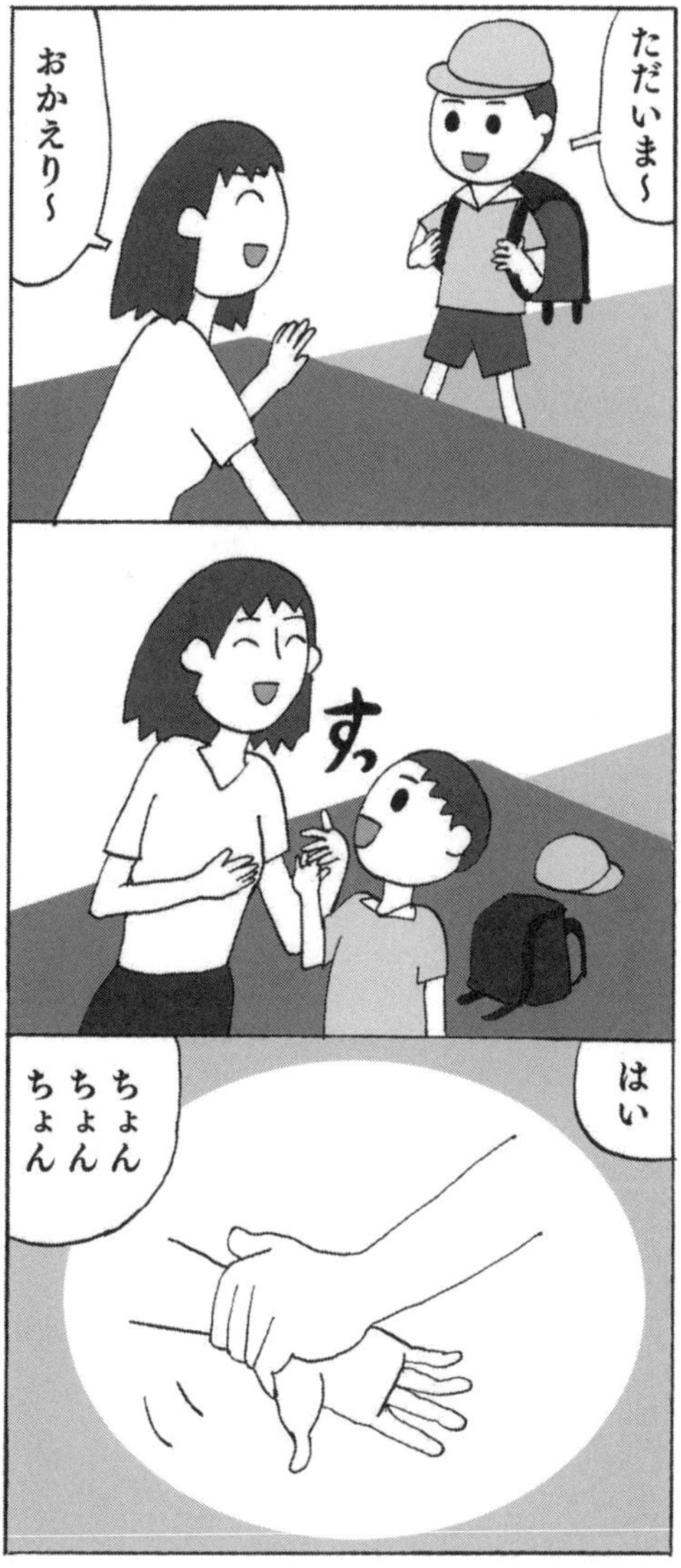
ただいま〜
おかえり〜
すっ
はい
ちょんちょんちょん

緘黙等）を取ります。

ドキッ！　としたり、怖い、逃げたい、等（無意識を含む）の筋肉の反射（神経から）で入った緊張です。

浅見　緊張が強いお子さんたちだから、身を守ろうと縮めて、姿勢が悪くなっていくのですね。

松島　揉んだり、叩いたりしても、二十分くらいですぐ元に戻ります。でも反射で入った筋肉の緊張は反射で取ればいいんです。

浅見　なるほど。

松島　入力は手首（橈骨神経、尺骨神経、感覚受容器）を通して微弱な刺激を入れて、首回り、両肩、背中の緊張（神経反射）を取り、体軸が足裏の真ん中に来るように調整する手法です。

浅見　緊張を取るためにこそ、重心を真ん中に持ってくるのですね。

さて、入力については結構理解できたと思います。

あとは実践ですね。日々実践。これだけ簡単なのだから。

松島　とにかく実践していただきたいですね。

浅見　入力以外にも療育整体には「ゆらぎ」と「縦横の手法」がありますが、まず縦横の手法からお勉強したいと思います。

先にそちらをお勉強しておいた方が、「スーパー金魚体操」の理論を理解しやすいと思いますので。

第4章 縦横の手法で「最高のさすり方」を実現する

最高のさすり方を実現するため、魔法の手を作る

浅見　さて、療育整体のうちの一つ「入力」について教えていただきました。結論から言うと、「入力」は重心を整えるのに有効な手法でした。今まで意識してこなかったことですが、不安や恐怖が喚起する反射が、筋緊張をもたらし、重心をずらすのですね。

そしてそれが固定してしまうと血流も悪くなり、動きづらく、心

身の不調が固定化してしまう。それが障害の特性に重なっていたかもしれません。
関節への微弱な刺激により重心をそろえる手法が「入力」だと教えていただきました。だとすると松島さんが志された「最高のさすり方」は次の縦横の手法にありそうですね。

松島　はい。最高のさすり方を開発して縦横の手法にたどり着きました。文字通り親御さんがお子さんをさすって血流を促します。
そのためにまず親御さんにゴッドハンドになっていただきます。

浅見　そんなことができるのですか？　どうやって？

松島　片手でもう片方の手首をつかみ、ぶるんぶるんと振るのです。
腕をこんにゃくにするつもりで。↓動画④［魔法の手］

［魔法の手］
https://vimeo.com/793539453/8209e0aa83

これで魔法の手が出来上がりました。ゴッドハンドです。

浅見　それだけ？　それだけで名人の手になったのですか？

松島　はい。信じられないかもしれませんが試してみてください。これをやる前とやる後では、触られたときの気持ちよさが違うのですよ。

浅見　なぜですか？

松島　これも、反射です。人の手には反射がありますから、何かを触ると少しぎゅっとつかんでしまうような感じになるんですね。

浅見　物をつかむ、というのが手の第一用途ですから、ついつい つかんでしまうんですね。

松島　はい。でも手をこんにゃくにすることによって、そのつかむ反射が取れるのです。その手で触ってもらうと、相手は気持ちよく感じるのです。

浅見　ゴッドハンドにも理論あり、なんですね。

松島　そうです。赤ちゃんを抱くときとかもこの手を作るといいですよ。いくら愛情たっぷりでも、触り方がダメなことがあります。お母さんの愛情が赤ちゃんに伝わらなくてもったいないです。でも魔法の手を作ればいいですよ。

浅見　感覚過敏の予防になるかもしれませんね。
ご家族でお互いに試してみてもいいですね。
さて、私も腕をこんにゃくにします。

ぶるんぶるん。
魔法の手ができました。
縦横はどういう手法ですか？

松島　巻頭対談でご紹介した通り、人間はまっ二つに分けたら、縦に動かしたら整う方、横に動かしたら整う方があるんですね。
縦横の手法は、それに沿って

・縦にさすると整う方を縦にさすってあげる
・横にさすると整う方を横にさすってあげる

↓動画⑤［縦横の手法］

それだけです。

浅見　それだけ？

［縦横の手法］
https://vimeo.com/793539481/1c3f243bdb

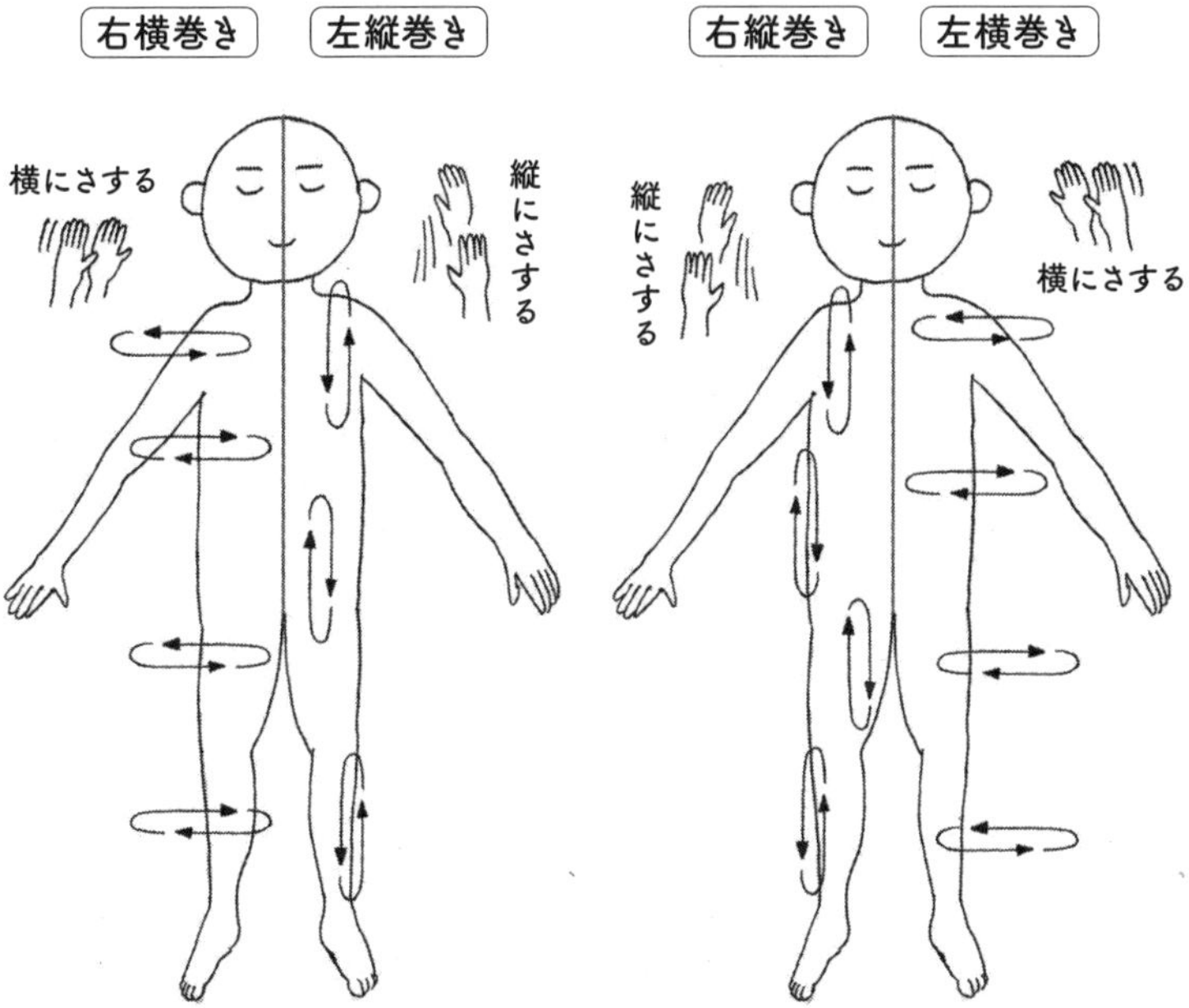
右横巻き
左縦巻き
横にさする
縦にさする
右縦巻き
左横巻き
縦にさする
横にさする

松島　そうです。

療育整体の開発した最高のさすり方
縦横を見極め
魔法の手を作って
身体が（＝脳が）喜ぶ方にさする。

最高のさすり方をするとどうなるか？

浅見　なんか、「それだけ？」ばかり言ってますね私。
さすると何が起きるのですか？

松島　血流がよくなります。そして腕と脚の長さが揃います。

浅見　腕と脚の長さって普通の人は揃っていないんですか？

松島　実は揃っていない方が多いんです。

浅見　もちろん力の強さに左右差があるから、重い物を持つ方とかは決まっていますが、そういうことで偏っていってしまうのですか？

松島　それだけじゃないんです。実はラジオ体操とかも、終わると腕と脚の長さが違っているんですよ。あれは左右対称に動くでしょう？　左右対称に動く動きのあとは、腕と脚の長さが違っていたりするんです。人間は左右対称にはできていないので。

浅見　えええ、そうなのですか？

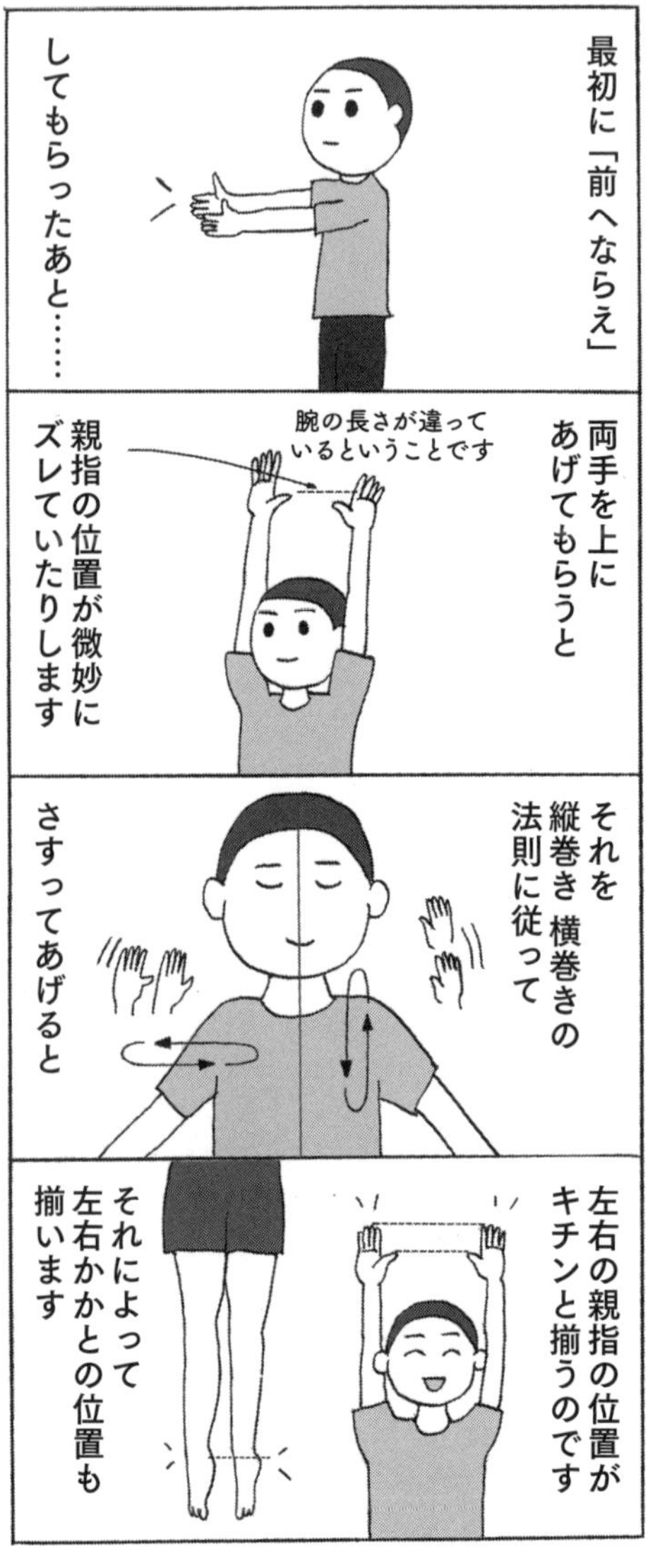
最初に「前へならえ」
してもらったあと……
両手を上にあげてもらうと
腕の長さが違っているということです
親指の位置が微妙にズレていたりします
それを縦巻き 横巻きの法則に従って
さすってあげると
左右の親指の位置がキチンと揃うのです
それによって左右かかとの位置も揃います

たとえば「前へならえ」してもらったあと両手を上にあげてもらうと、親指の位置が微妙にずれていたりします。腕の長さが違っているということです。

また寝てもらってかかとの位置を見ると、微妙にずれていたりします。脚の長さが違っているということです。

浅見　読者の皆様も、やってみてくださいね。

やってみるとわかると思うのですが、ものすごく大きな違いではないけれど、微妙に左右の違いがあることが多いし、そういう違いを引き起こす活動が社会生活の中ではちりばめられているわけですね。それはスポーツかもしれないし、日々の営みの活動かもしれない。

松島　そういうことです。何か負担がかかれば腕と脚の長さは変わります。そもそも一日の間でも脚の長さは一・五センチくらい変わると言われています。腕の長さに差があれば脚の長さにも必ず差があるんです。

浅見　長い方に合わせるのですか？

松島　長ければいいというわけでもありません。縮むべき筋肉が縮んでいないゆえに長くなっていることもあるのです。伸びるべき筋肉が伸びていないと短くなりますし。滞りがある結果左右がずれてきます。

それを揃えるためには、血流をよくするのが一番いいのです。

浅見　でもそれって治さなきゃいけないものなのですか？　みんな特に不便を感じることなくそのままの身体で生活しているのですよね。

松島　もちろん、肉体は生き物なので、絶対に左右差があってはいけないわけではありません。

ただ、偏った身体で動き、それが固定してしまっているとまずいんです。

筋肉は神経と血管がコントロールしていますから。

浅見　筋肉の凝りは神経と血管の動きを妨げているということですか？

松島　はい。そういうことです。

浅見　神経発達のためには、左右差は固定させない方がいいということですね。

腕や脚の長さはちょっとしたことで不揃いになるが、それが固定すると片方にだけ重心が偏る。そのままの身体で動いていると、血流の悪さが固定してしまう。

腕と脚の長さを揃える

松島　なので腕の長さと脚の長さをそろえて血流を上げましょう。腕と脚の長さは簡単に不揃いになりますが、揃えるのも簡単です。

浅見　どうやるのですか？

松島　先ほどお見せした通りです。

・縦にさすると整う方を縦にさする。
・横にさすると整う方を横にさする。

さっきの動画通りです。
これだけです。

浅見　これだけ？

松島　はい。それと、身体じゅうどこでもいいんです。とにかく、縦にさすると身体が喜ぶ方は縦にさすり、横にさすると身体が喜ぶ方は横にさする。

浅見　縦横というのは「縦にさすると身体が喜ぶ方」「横にさすると身体が喜ぶ方」ということなのですね。

松島　その通りです。

縦にさすると喜ぶ方を縦にさする。
横にさすると喜ぶ方を横にさする。
そうすると腕と脚の長さが揃う↓筋肉の偏りがなくなる
↓血流が整う↓神経発達がもたらされる。

筋肉の走行

浅見　なぜさすり方によって身体が喜ぶ方向とそうじゃない方向があるのでしょう?

松島　縦横というのは、筋肉の繊維の走行だからですね。触れると身体が喜ぶ方向です。逆は触られても嬉しくないんですね。

浅見　どうせなら、喜ぶ方向に触ってあげたいですよね。そしてお母さんの方向がわかればお子さんの方向がわかるから、便利ですね。

松島　巻頭対談でお見せしたとおり、大人は一生懸命ペンなどもって自分の縦横を見分けますが、小さなお子さんなどはすぐにわかったりしますよ。まだ身体が素直なんですね。

心地いい方向にさすれば、脳も喜びます。皮脳同根ですから。

縦横は筋肉の繊維の走行。
喜ぶ方にさすると血流が整う。
女の子はお母さんと同じ方向。男の子は逆。

縦横も「ながら整体」が可能

松島　そしてこの縦横を知っておくと、入力同様、お子さんにその気がなくても整体をしてあげられるんです。たとえば端末を手にゲームをしている時も後ろで背中をさすってあげられる。

浅見　たしかに。

松島　お風呂に一緒に入っているようなら、背中を洗いながらさすって上げられますね。そして三十秒やれば十分です。

浅見　簡単ですね。

縦横の手法も「ながら整体」が可能。

頭と太もも

浅見　背中は広いからさすりやすいけど、他にもいい場所はありますか？

松島　頭と太ももが効きますね。そして同じ縦でも上から下あるいは下から上と気持ちいい方向があるはずです。必ずあります。

それを探るといいですね。言葉で答えてくれる人ならきいてみてもいいし、表情を見てどちらが嬉しそうか判断してもいい。

三十秒くらいやれば揃ってしまいますよ。

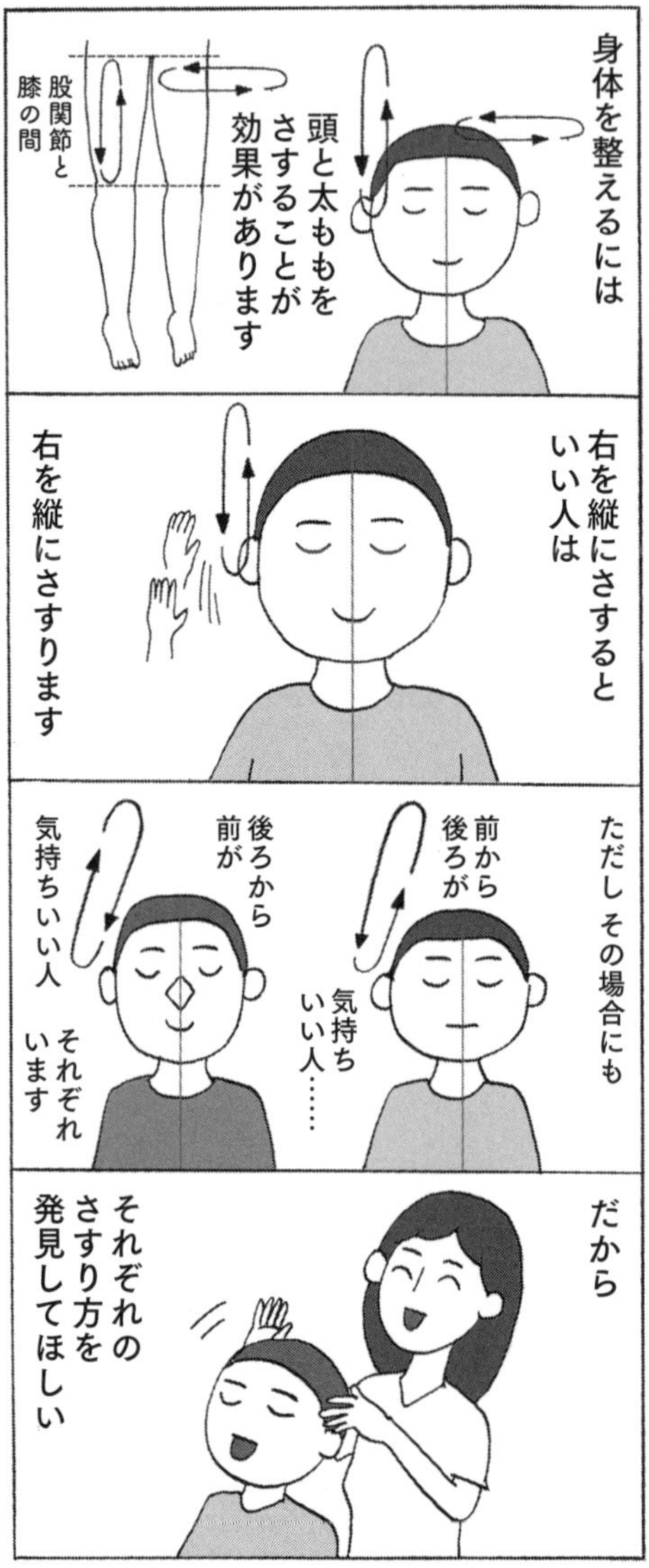
身体を整えるには
頭と太ももをさすることが効果があります
股関節と膝の間
右を縦にさするといい人は
右を縦にさすります
ただしその場合にも
前から後ろが気持ちいい人……
後ろから前が気持ちいい人
それぞれいます
だから
それぞれのさすり方を発見してほしい

太ももは一番効果があります。股関節と膝の間ですね。

> **縦横の手法は頭と太ももが効果的である。**

水平チョップと垂直チョップ

浅見　一つ質問があります。たとえば私は右が縦巻きなんです右が横の人の右の背中をさすってあげるとします。

松島　はいはい。

浅見　そうすると右手を横に動かしてさすってあげなくてはいけないので、さすられた方は気持ちよくても、私の身体は喜びませんよね。

松島　はいはい。

浅見　その場合にはどうすればいいですか。

松島　あとでチョップしておけばいいです。縦の方を横に動かす必要があったら縦チョップ。横の方を縦に動かす必要があったら横チョップ。↓動画⑥［垂直チョップ 水平チョップ］

実はラジオ体操等、左右対称の運動をしたあともこれをやっておくといいんですよ。

浅見　なるほど〜。自分の身体を整えるためにも、自分の左右に応じた縦チョップ・横チョップをしておくといいわけですね。

［垂直チョップ 水平チョップ］
https://vimeo.com/
793539552/88a4240384

さする方が自分の縦横と反したさすり方をした後は、チョップして血流を整えておこう。

自分の身体感覚がわかりにくい人はまず縦横の手法から

松島　現場に出て感じることですが、発達障害のお子さんだけではなく、親御さんもご自分の身体の感覚に気づきにくい方も見られます。

浅見　色々お気持ちを抑え込んで生きてきた方は、自分の身体感覚を優先させる習慣がないので、気づきにくいかもしれませんね。

松島　そういう方にこそ、縦横の手法に取り組んでいただきたいです。

浅見　たしかに。どちらにさすると自分の身体が喜ぶかわかると感覚が目覚めそうですね。

松島　そうなんです。縦横の施術をしていくと感覚が磨かれていくんですね。

浅見　それがお子さんにもいい影響になりそうですね。

松島　どうしても縦横がわからない人は、だから仮説を立ててやってみて、自分の身体感覚を味わっていただきたいんですよね。右を縦としてさすってみる。次は右を左としてさすってみる。どちらが気持ちいいか。二つに一つですから。

浅見　たしかに確率は五十パーセントだから、当てるのは簡単ですね。

松島　自分の縦横を知ろうとすることが、身体感覚への気づき、自分の身体を大事にすることの第一歩という方も多いです。
　自分の方向を知り、そして縦横の手法に取り組むうちに、自分の身体の感覚が磨かれていくんですよ。

浅見　それがお子さんにもいい影響をもたらしますね。

身体感覚に自信がない人は、縦横の施術をしていくと自分の身体に対する感覚が磨かれていく。

第5章 ゆらぎとスーパー金魚体操

全身に働きかけるのが「ゆらぎ」

松島　さて、太ももをさすり、血流をよくしました。

足首を持ち、全身に届くように揺らすとこれが療育整体三番目の手技、「ゆらぎ」になります。↓動画⑦［ゆらぎの手法］

今までの「入力」や「縦横」より全身に働きかける手法がこの「ゆらぎ」です。

［ゆらぎの手法］

https://vimeo.com/793539587/21fc2dcbbb

お子さんの横で正座かあぐらで座り、足をつかんで揺らすのでよいです。

スーパー金魚体操

浅見　金魚体操みたいですね。

松島　そう見えますが、違います。

従来の金魚体操と違う点は二点あります。

一つは縦横の知識を踏まえて、それぞれ身体が喜ぶ方に揺らすこと。

浅見　なるほど。スーパー金魚体操ですね。

縦に揺らした方が喜ぶ方は縦に、横に揺らした方が喜ぶ方は横に揺らすのですね、スーパー金魚体操は。

松島　慣れてきたら片方を縦に片方を横に揺らせるようになります。

浅見　それは難しい。

松島　難しければ片方ずつ揺らせばいいのです。
気持ちよさに応じて、色々バリエーションはつけてあげられるけれど、縦方向が身体が喜ぶ方は縦、横方向に身体が喜ぶ方は横でお願いします。

【スーパー金魚体操 ルール①】
縦横の知見を踏まえ、身体が喜ぶ方向に半身ずつゆらす。
同時にゆらすのが難しければ、片方ずつ。

スーパー金魚体操［方向］

浅見　横に揺らすときはどういう方向で揺らしますか？

松島　本人から見ると時計回り、やる方から見ると反時計回りに回してあげてください。

というと脚を持ち上げてぶるんぶるん振り回す方もいるのですが、疲れますよね。

脚は持ち上げなくていいです。なんとなくその方向に揺らすという感じでお願いいたします。

【スーパー金魚 ルール②】
横に回す方は本人から見て時計回り、する方から見て反時計回り。

スーパー金魚体操【姿勢】

浅見　スーパー金魚体操の時、施術を受けている本人はどういう姿勢がいいですか？

松島　仰向けがいいですね。うつぶせは苦しいので。
　どうも、頭が高速回転の子は胸に手を置くと緩むようですので胸に手を当ててもらうといいです。それで身体に違和感がある子は広げた方がいい。指示しなくていいんです。本人が態勢を選ぶといいですね。

【スーパー金魚 ルール③】
うつぶせは苦しいので仰向けがいい。
手の位置などは本人のやりやすいように。

スーパー金魚体操【呼吸】

松島　あとスーパー金魚体操においては、呼吸がとても大事です。

浅見　呼吸とは？

松島　感覚過敏か、感覚鈍麻かで揺らし始めるタイミングを変えます。吸うタイミングか、吐くタイミングか。

感覚過敏の人、あるいは特に感覚に偏りがない一般的な人々には始めるとき「大きく息を吸ってください」と言います。そして、吐いたときに揺らし始めます。

止める時ときもその呼吸です。吐いたときに手を放します。

感覚が鈍麻なお子さんには逆をやります。

吸ったときに刺激を入れ、吸ったときに止めるんです。

浅見　感覚によって過敏だったり鈍麻だったりする方にはどうしますか？

松島　吸ってもらって、吐いたときに刺激を入れます。そして吐いたときに止めます。

浅見　お子さんに言葉が通じなくて、吸ってとか吐いてとか言葉で伝わらない場合にはどうしますか？

松島　お腹の動きを見れば呼吸はわかりますよね。吸っているか吐いているか。お腹の動きを観察しながら揺らしてください。

浅見　なぜ感覚過敏の人には吐いたときに揺らし始め、感覚鈍麻の人には吸ったときに揺らし始めるのですか？

松島　吐いたときには副交感神経優位です。だから過敏の人にはこのタイミングで揺らし始めます。過敏の子は緊張しやすいので、吐いたとき、つまりリラックスしたときに刺激を入れてあげるといいですね。

そして吸ったときは交感神経優位です。鈍麻の人は交感神経を刺激した方がいいでしょう。緊張しているときにゆらぎを入れて身体に定着させていくといいです。

浅見　身体に定着させる？　何をですか？

松島　刺激です。

浅見　つまり……感覚過敏の人には副交感神経優位のときに刺激を入れ、「刺激は怖くないよ」と教えてあげる。

そして感覚鈍麻の人には交感神経優位の時に刺激を入れ「刺激っていうのがあるよ」と教えてあげる、という理解でよろしいでしょうか？

松島　そうです、そうです！

浅見　なるほど〜。

考えてみたら、筋トレにせよ、ピラティスにせよ、ヨガにせよ、世の中のボディワークは呼吸のタイミングを大事にしますよね。金魚体操（的な手法）だって呼吸が大事でも不思議ではありませんね！

【スーパー金魚体操 ルール④】
感覚過敏の人・感覚の偏りがない人↓大きく吸ってもらって吐いた瞬間に刺激を入れる。止めるのも同じタイミング。
感覚鈍麻の人↓吸った瞬間に刺激を入れる。止めるのも同じタイミング。

「ゆらぎ」ができているかどうかのチェックポイント

松島　「ゆらぎ」がきちんとできているかどうかチェックポイントは

・両ひざがちゃんと揺れているか
・お腹が揺れているか
・顎が揺れているか

と上に観察していきます。その全てが揺れていたら「きちんと揺れている」ということです。両足を揺らす方がやりやすければ、両足を揃えたゆらぎでもいいのです。

言葉が通じる方なら言葉で確認してもいいですね。どこまで揺れていますか？　とか、気持ちいいですか？　とか。

単純に弛めるのだったら呼吸は気にしなくていいんですが、感覚過敏や感覚鈍麻の人を改善したいのなら呼吸のタイミングは知っておいた方がいいですね。

そして終わり方としては、余韻をもって手を放す感じで。

そのまま布団をかけてあげると多分眠りにつきますね。

浅見 両足金魚でも、こうやって片手でできると、身体の小さな人が大きな人にもやってあげやすいですね。↓動画⑧［片手金魚］

松島 全身が揺れればいいのですから、お母さんよりお子さんが大きい時は、足の親指をもって揺らすだけでもいいのですよ。

両足をタオルで縛ってもいいし。

正座できるのなら正座してお腹の線を合わせ、揺らします。

背骨を揺らして、末端から背骨に向けて揺らす。↓動画⑨［両手金魚］

［両手金魚］
https://vimeo.com/793539625/ac8cef922a

［片手金魚］
https://vimeo.com/793539529/ce105bb51e

浅見　よくきかれるのですが、持続時間は？

松島　三分あれば大丈夫です。

療育整体には「できない、取り組めない」ということがない

松島　スーパー金魚体操は、お子さんがうとうとしている時がチャンスですが、無理なら入力だけやればいいんです。状況に応じて、できるものをやる。それが可能なのが療育整体です。「できないということがない」んです。

浅見　「できないということがない」なんてかっこいいですね！

松島　入力は主に猫背、巻き肩、不良姿勢のお子さんに最初に行う手法として重きを置いています。

ゆらぎは主に、感覚過敏、鈍麻のお子さんに最初に行う手法としてに重きを置いています。

特徴にあった手法をしてから、仕上げに縦横の手法をします。これが効きます。

でも、全部の手法を毎回しなければならないわけではありません。その時の状況に合わせて的確な手法を選べば良いです。ミックスしてもオッケーです。

気持ちよければ、やってやってとお子さんから言ってくるようになります。そうするとチャンスですね。

三つのやり方をミックスしながら、そのときそのとき使える時間とかに合わせながらやればいいんです。

繰返しですが、とにかく九十日やってみてください。

療育整体には、「できない」ことがない。
三つの手法のうち、できるものが必ずある。

第6章
ビフォアアフターの効果検証

成果がすぐわかるのも、療育整体の特徴

浅見　さて松島さん、ここまで

・骨軸で立つ
・血流をよくする

ための三つの方法を教えていただきました。

松島さんのお嬢さんやそのお友だちの皆様は、そして松島さんの講座を全国で受けた皆様は、日々の生活で「たしかに改善した」という実感をお持ちだと思います。

けれどももっと手っ取り早く、施術を受けてすぐに効果を実感できるような、ビフォアアフターのテストをいくつかご紹介いただければと思います。

「骨軸で立つ」などは本当に姿見があればわかるほどすぐわかったりします。

入力のあと、自分でも背筋が伸びているのがわかったり、他人の姿を見て「まっすぐになった」と思ったりします。

でもその他に確かめる方法はありますよね。

松島　講座などではパワーテストを使っています。

施術をする前と後に、立って手を後ろや前で組んでもらい、そこを押してみます。

押されてもしっかりと立てる身体になっているかどうかを、ビフォアアフターで見ます。↓動画⑩「パワーテスト」

また、腕を開くテストもあります。

横向きに寝て、上にある腕を開くのです。

重心が真ん中に来ていれば横向きに寝ていても首、肩回りの緊張が取れています。

猫背、巻き肩のお子さんでも重心が真ん中に来ていれば肩回りの緊張が取れていて腕が抜群に開くようになります。（首、肩回りの緊張が取れたかの確認ができます）。↓動画⑪「腕を開くテスト」

膝を立てて両側に倒すテストもよく使います。

施術後、関節の可動域が上がると開くのに苦労しなくなります。

↓動画⑫「両ひざテスト」

［パワーテスト］
https://vimeo.com/793539648/49b75c34b3

［腕を開くテスト］
https://vimeo.com/793539682/140d55751b

［両ひざテスト］
https://vimeo.com/793539704/6e7b78e1d7

縦横のところでご説明した腕の長さも目安に使えます。
施術後長さが揃っていたら整ったということです。

またこれも繰返しになりますが、どうしても自分の縦横がわからない人は、仮説を立ててさすってみるといいです。
当たっている方だと長さが揃います。

浅見　なるほど！　確率は二分の一なので、どうしてもわからない方はさすってみてそのあと腕や脚の長さが揃っているかみればいいわけですね。

先にご紹介した「舌診」も役に立ちます。
療育整体は効果測定もはっきりしていてわかりやすいです。

そして何よりも、療育整体の成果は生活の中での変化ですね。

第7章 生まれつきって何?

「生まれつき＝治らない」ではない

浅見　さて松島さん、二〇二二年十月十五日に花風社主催で、療育整体の講座を開いていただきました。そのときはオンライン中継もし、全国の方々にごらんいただいたと同時に、会場で参加された方もいらっしゃいました。そのおひとり、こよりさん（『支援者なくとも、自閉っ子は育つ』著者）が花風社読者コミュニティサイトに下記のような書き込みをくださったのです（編集済み）。

★こよりさんによる書き込み

十月十五日、会場にて参加しました。実際に松島さんに施術していただき、子どもの頃から自覚していたものの、治す方法がなく諦めていた脚の長さを揃えていただきました。

両脚の長さが揃うというのは、こんなに快適なのか！とびっくりしました。私は他にも病気があり、脚が悪く、杖を使っています。歩くことはさほど不自由を感じませんが、立っているのは苦手です。しかし脚の調整をしてから、立つことが苦痛では無くなりました。両脚の長さを揃えるだけで、本当にラクになりました。

他の整体でも長さは揃いますが、その場では揃っても、身体を動かすうちに元に戻ってしまいます。身体の使い方が悪い、日常でも気をつけて、と言われることがほとんどで、維持は難しいと感じていましたが、今回松島さんの施術では、かなりの時間維持ができました。

あ、脚がズレた、と感じた時に自分で戻すことができるので、快適さは続いています。十五日から現在まで、二回ズレましたが、自分で戻せました。

昨日帰宅してから、溜まった家事をこなし、夫と買い物に出かけましたが、杖を忘れてしまいました。まあいいかとそのまま行き、スーパーで買い物しましたが、杖無しで動くことが心地良かったです。

脚自体は人より弱いことに変わりはなく、無理はできませんが、今回脚の長さの調整をしたことで、後ろに下がって歩くことや、同じ場所に立ち続けることが苦痛では無くなりました。椅子に座っても片足が宙に浮くので、不便でしたが、それも解消しました。

私が自分の脚の長さの違いに気づいたのが五十年ほど前です。母の話では、長さだけではなく、短い方の脚が明らかに細かったそうです。長年の悩みが短時間の施術ですっかり無くなりました。他の方にも、この快適さを是非体感してほしいです。身体が整い、血流が良くなることは、どの方にとっても良い結果が出るはずです。

https://naosouhattatushogai.com/all/conference-room/354/comment-page-4/#comment-9187
「治そう！ 発達障害どっとこむ」より

浅見　私はこよりさんが幼い頃から、左右の脚の長さの違いで苦労してきたことを知っています。杖を常用なさっていることも。それは生まれつきだということでした。そして生まれつきだから、治らないのだろうと思っていました。

でも松島さんの指導による短時間の施術で、脚の長さが揃ってしまいました。

ご自分でもお書きになっているとおり、これまでもこよりさんは整体を受けたこともあり、短時間なら脚の長さも揃うけど、すぐに元に戻ってしまったそうです。そうするとこれまでの整体師は、身体の使い方が悪いと言ったそうです。ちなみに西洋医学はそもそも、生まれつきの脚の長さの違いに手は打たないですよね。ものすごく痛みが出るとか、ものすごく不便なら手術とかするのかもしれませんが。

松島　これまで見てきたように、一般の方でも腕脚の長さは少しずつ違っているので、それと同じような縦横のさすり方をこよりさんにしました。そうしたところ、脚の長さが揃いました。すぐにまっすぐ立てていると気づいていただきました。

けれども時間が経てば戻るので、セルフケアとして、仙骨に手を当てることをお教えしました。中指を仙骨に三秒くらい置いて足踏みする。これで脚の長さが揃うはずです。

浅見　その通りしたところ状態を維持できているようです。

松島　仙骨に刺激を与えると、脳がわかるんですよね。「あ、こっちだ」「こっちの方がラクだ」と。そしてすっと治す。

浅見　この事例で私が考えたのは「生まれつきって何？」っていうことです。発達医療に私たちは「生まれつきだから治らない」と思わされてきた。でもこよりさんの脚の長さは生まれつき違ったのに、治ったじゃないですか。治った状態を維持できているじゃないですか。

　もちろん治らないものもあるかもしれないし、何もかも治さなく

てはいけないわけではない。短所は長所の裏返しなので、短所さえ

人生を渡っていくには活用できる。また現代の日本は、色々なテク

ノロジーの進歩のおかげで、何もかも理想を追求する欲望も刺激さ

れる。

　だから「治す」というところに強迫的になってしまうところもあ

る。でもなんでもかんでも治さなくても、不便なところだけでも治

るといいなと思ってやってきました。その中でも、両脚の長さなど

は揃った方が便利ですね。長さが違うとずっと脚を引きずって歩か

なくてはならないから。当然血流にも影響してくるでしょう。

　この事例でわかったのは「生まれつき」だから「一生治らない」

とは限らないことです。

　生まれつきでも治るものはある。少なくとも五十年抱えてきた悩

みが治るのを私たちは目撃しました。

松島　本当にその通りですね。「生まれつき」だから「治らない」とは限らないわけですね。

浅見　今後発達障害関係で医療が「生まれつき」と「一生治らない」をイコールで結びつけても「そうとは限らないよね〜」と内心思いつつ医療以外の手段で治してしまうことも増えるかもしれませんね。

生まれつきの特性でも、治ることがあるかもしれない。
生まれつきだから治らないという思い込みはいったん保留しよう。

第8章

なぜ療育整体はこれほどシンプルなのか？

どうやってそんなに簡単にできたの？

浅見　松島さん、こうやって生まれつきの特性まで数分の施術で治ってしまいましたが、なんで療育整体をここまで

・簡単で
・効果的

なものにできたのでしょうか？

松島　施術は簡単になったけどここに至るまで、内面は葛藤だらけでした。

最初は何をやっていいかわからずに手探りでした。

姿勢を正す、血流を上げる。これは大事だと娘を見ていてわかりました。

でも具体的に何をやれば？　試行錯誤でした。

まずは姿勢を正し血流を上げるため、もともとやっていた整体をやってみました。

それを施術に落とし込むには？　考えました。

最初は「ゆらぎ」から始めて、皆さんに伝えました。そして、ゆらぎさえやればこれでいい、と思っていたんです。

でも質問がたくさんくるんですね。お母さんよりお子さんが大きいとか、そもそもお子さんを寝かせられないとか。

そこで娘に相談しました。

起きてでもできたらいいね。ゲームやっている時にでもできたらいいね。

アイデアが家族から湧いてきました。

そして骨軸で立つ手法、縦横の手法などを編み出していったのです。

女房からは、主婦は子どもを寝させること自体大変なのよ、と言われました。だからちょちょちょちょっとできるやつがいい、と。

浅見　親心整体であると同時に、ご家族で作り上げた家族整体ですね。

松島　簡単であればあるほどいい、と家族からの声を聴き、こういうのがある、と思い出して手首からの入力を取り入れました。

そしてゆらぎが難しかったら縦横の手法があるといい、とかお客様のニーズに合わせて手法を付け加えていきました。

最初はゆらぎだけではいいと思っていたけれど、それでは全員を網羅できなかったのですね。

言葉が出ないお子さん。

そもそも身体が変形しているお子さん。

くすぐったがりやのお子さん。

色々な方がいました。

誰にもできることが何かあることを、療育整体は目指しました。

どういう人が来ても、なんとかしてあげたいと思ったのです。

こういう子はどうすればいいでしょう、と質問が来ると一生懸命考えました。

ある程度「出来上がった」と思ったところで講座を開くと、医療方面からもチェックされました。講座に、理学療法士の方々もいらっしゃったのです。色々指摘され、ずいぶん議論しました。最終的には指摘された問題を全部クリアし、理学療法士の方の中からも療育整体師になってくださる方が出てきました。

知的障害の重いお子さんを担当したこともあります。最初は触らせてもらえませんでした。はじかれました。でも工夫を重ね、十四分施術できるようになりました。

浅見　十四分って、療育整体には十分な時間ですね。十数秒でも変わるから。

簡単で効果的な療育整体。
それを形作るまでには
家族や施術を受けた皆さん、医療サイドからの意見など
様々なニーズを取り入れた。

第9章 みんなで育てる療育整体

気質もまた身体由来

浅見　この本では療育整体の基礎を取り上げましたが、実際の臨床の場や講座では、松島さんはオプションで色々な施術を教えてくれます。やはり家でできるようなことばかりです。

その中で私が心に残ったのは、かんしゃくへの対応です。

松島　お腹への手技ですね。

怒っている人はお腹が硬いんです。

お腹が柔らかくなると人間、それほど怒れないんですよ。

かんしゃくをよく起こすお子さんはお腹が硬いはずです。

だったらそれを弛めてあげればいい。


たとえば学校で喧嘩して帰ってきたとします。

かっかかっかしているとします。

そうしたらおへその指一本右横、ここに手のひらを当ててあげるといいですよ。携帯カイロを置いてしまってもいいです。

ここが柔らかくなると怒っている気持ちが和らいできます。だからここをまず弛めてあげるといいです。

そして次の日学校に行ったときにまたあいつと喧嘩したとか先生にいやなこと言われたとかあったら、次は左です。

おへそと骨盤の真ん中あたりが硬くなるんです。

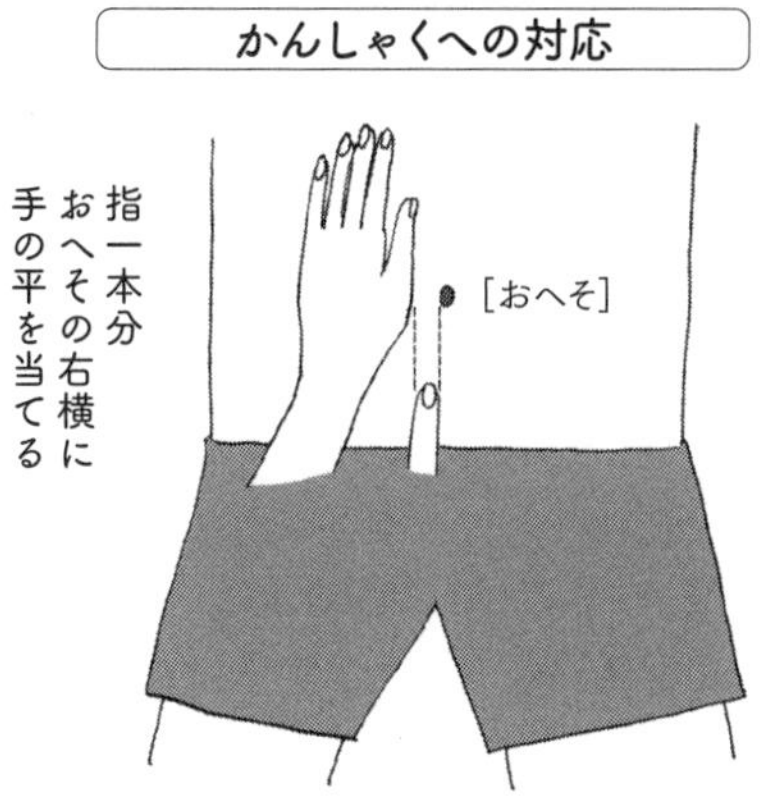

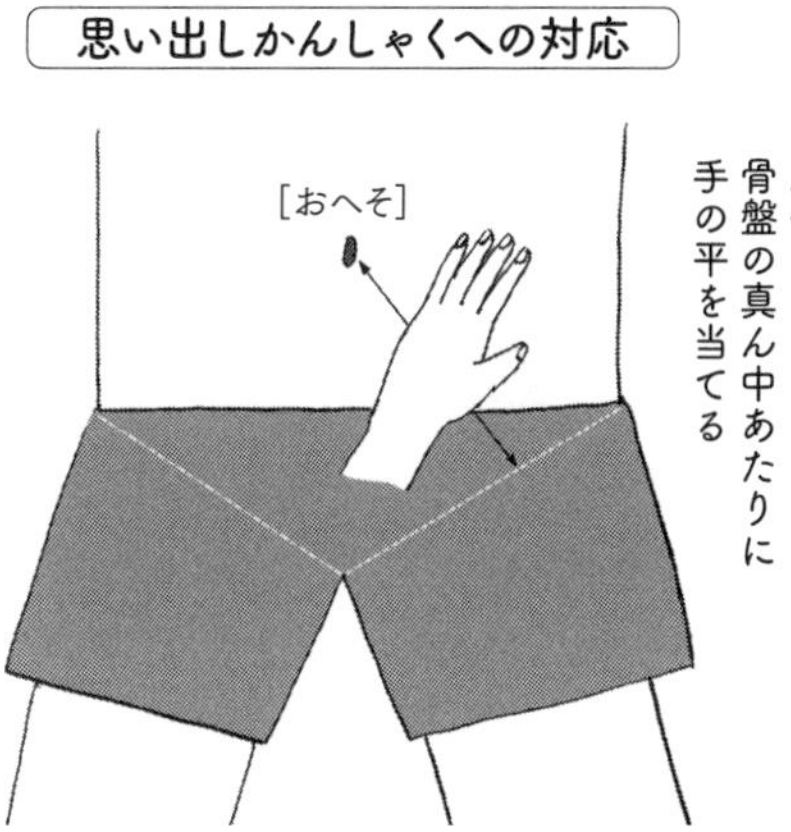

浅見　前の日とどこが違うのですか？

松島　思い出しかんしゃくがあるとここが固くなるんです。これは結構しぶといです。

やはり手を当てたりカイロ等で温めたりするといいです。ご本人が寝ててもいいんですよ。柔らかくなったあと朝起きると機嫌がいいはずです。

投薬は避けられる

浅見　思い出しかんしゃく、みたいなのは発達障害の方、よくあります。いやだった気持ちとかを言葉で表現できない分、ため込んでしまう。それが家族への八つ当たりみたいになることも多く、家族が疲弊し、病院に連れて行ってしまう。

そうするとそれこそ添付文書にずらずら副作用が書いてあるような薬物を投与される。

でもこういう風に、中医学の方に知恵があって、かんしゃくがお腹を手のひらで温めることで治まるのなら、なんで薬が必要なのでしょうか。

松島　そうなのです。

浅見　松島さんが最初からおっしゃっていた「発達するのは身体のはず」ってこういうことですね。

そもそも、なぜ発達障害が精神科に組み込まれたのか、私は長年わかりませんでした。生身で接する発達障害の方たちが、精神科の対象だということがぴんと来なかったのです。むしろ、身体障害だと感じていました。

そして神経発達障害に定義し直されてからは、なぜまだ精神科が関わるのか余計わからなくなりました。

でも今はわかります。発達障害のお子さんに投薬することこそ目的だったんだと思います。だからどうしても精神科の対象にしておきたかったし、二次障害のリスクばかりを強調した。

医療が発達障害にできることは投薬だけだったから。

でも今私たちは、投薬しなくても済む方法を見つけましたね。

お子さんの発達を促したい方に知っておいていただきたいのは、松島さんのおっしゃるとおり、薬では発達は促せないということ

そして薬に抵抗があるのなら、その気持ちを大事にしてほしいということ。

そしてオプションとして、ツールとして、身体アプローチがあり、それは効果を上げてきて、大いなる発達を多くの人にもたらしてきたこと。そして身体アプローチ自体も発達し、療育整体において、

ここまで家庭で取り組みやすい形になったということ。

どうやら私たちが生まれた東洋に伝わる知恵の中には、まだまだお子さんの育ちに役立ちそうなものがありそうだということ。

今後も松島さんは、それをご紹介してくださりそうだということ。

それには皆さんの働きかけも大事だということ。

それを知っておいていただきたいと思います。

松島さんの親心とご家族の協力が育てた療育整体は、これから皆さんと大きく育てていくものなのかもしれませんね。

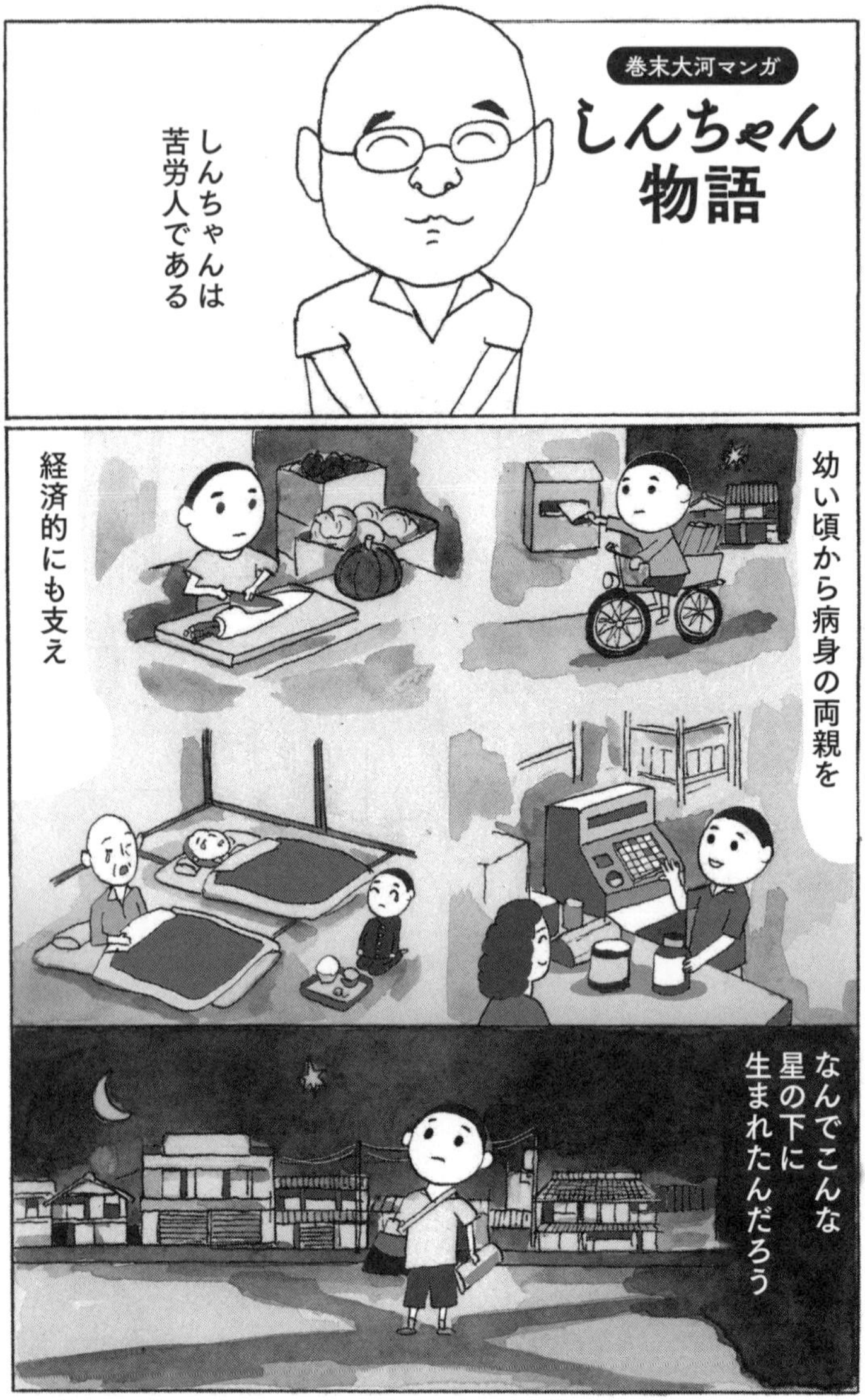
巻末大河マンガ
しんちゃん物語
しんちゃんは苦労人である
幼い頃から病身の両親を
経済的にも支え
なんでこんな星の下に生まれたんだろう

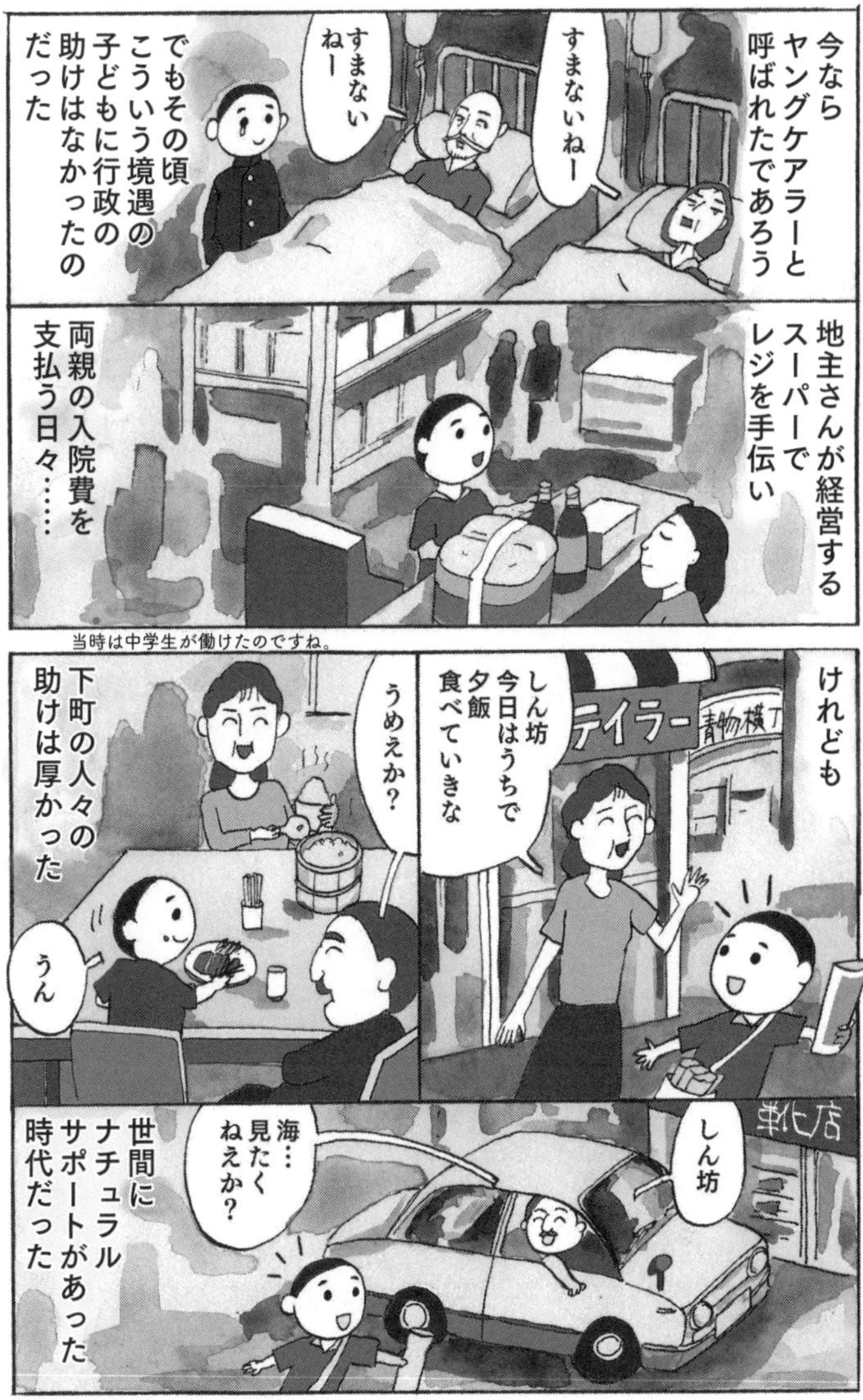
今なら
ヤングケアラーと
呼ばれたであろう
すまないねー
すまない
ねー
でもその頃
こういう境遇の
子どもに行政の
助けはなかったの
だった
地主さんが経営する
スーパーで
レジを手伝い
両親の入院費を
支払う日々……
当時は中学生が働けたのですね。
けれども
テイラー
青物横丁
しん坊
今日はうちで
夕飯
食べていきな
うめえか？
うん
下町の人々の
助けは厚かった
しん坊
海…
見たく
ねえか？
世間に
ナチュラル
サポートがあった
時代だった

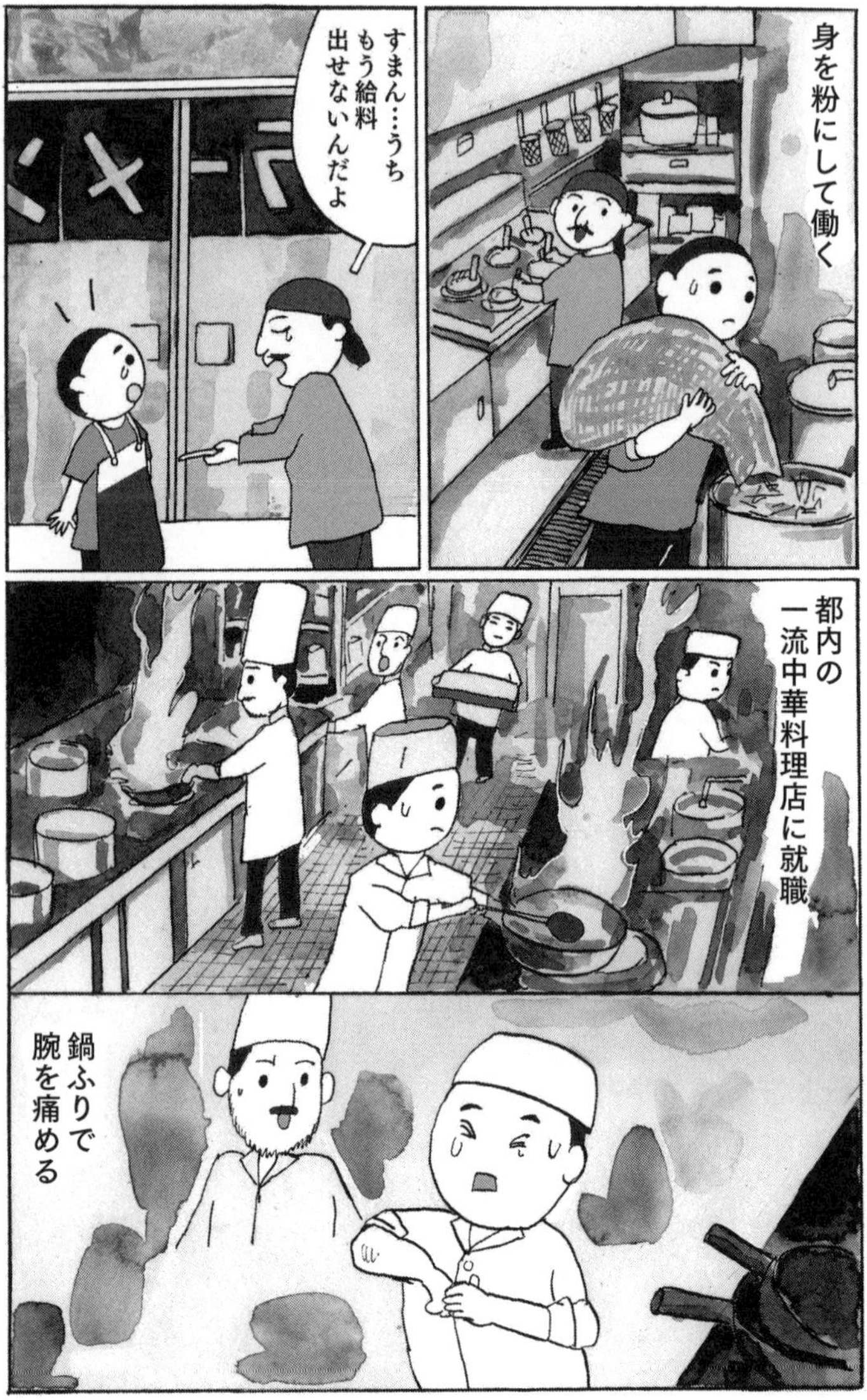
身を粉にして働く
すまん…うち もう給料 出せないんだよ
都内の 一流中華料理店に就職
鍋ふりで 腕を痛める

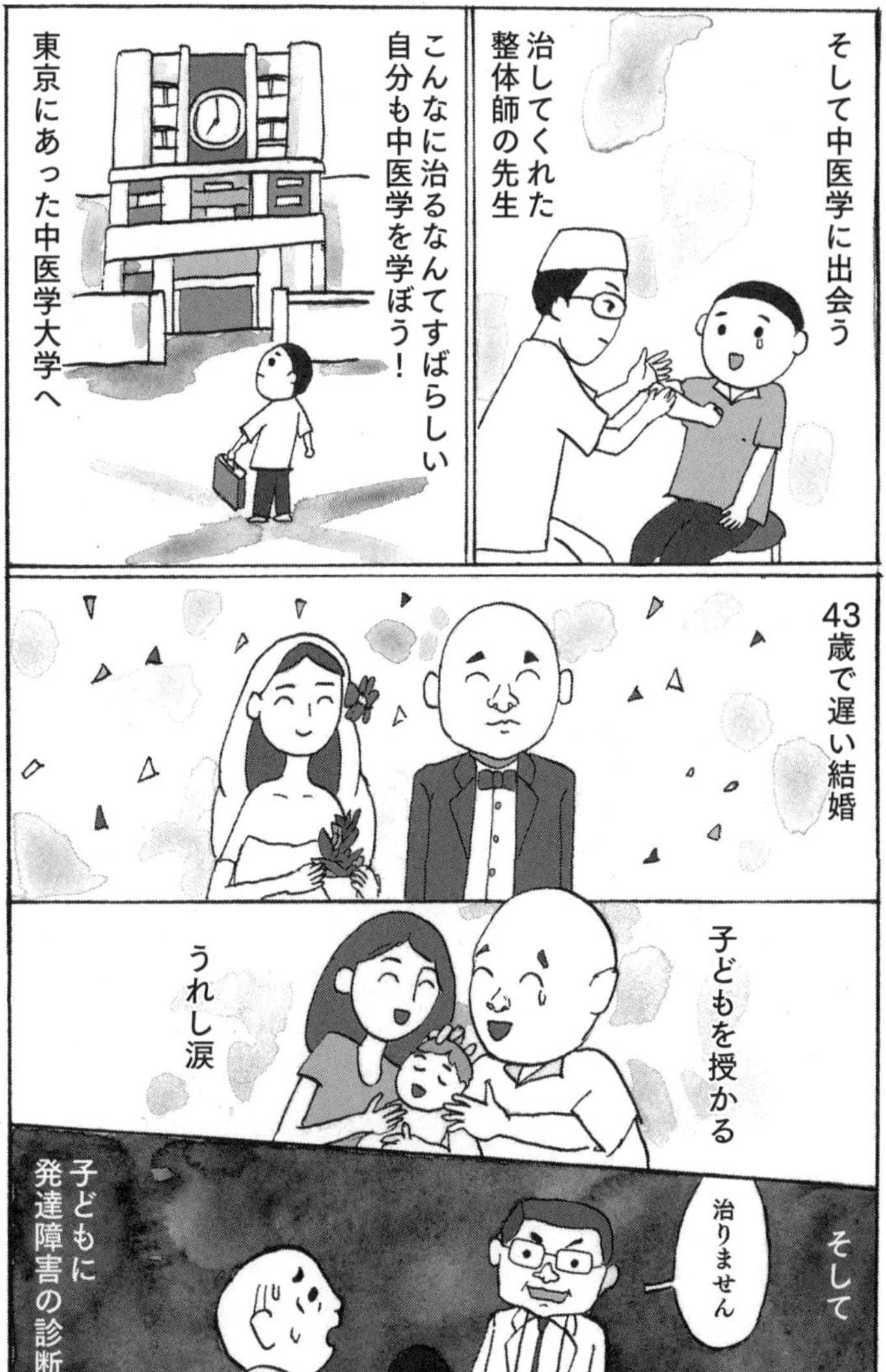
そして中医学に出会う
治してくれた整体師の先生
こんなに治るなんてすばらしい
自分も中医学を学ぼう！
東京にあった中医学大学へ
43歳で遅い結婚
子どもを授かる
うれし涙
そして
治りません
子どもに発達障害の診断

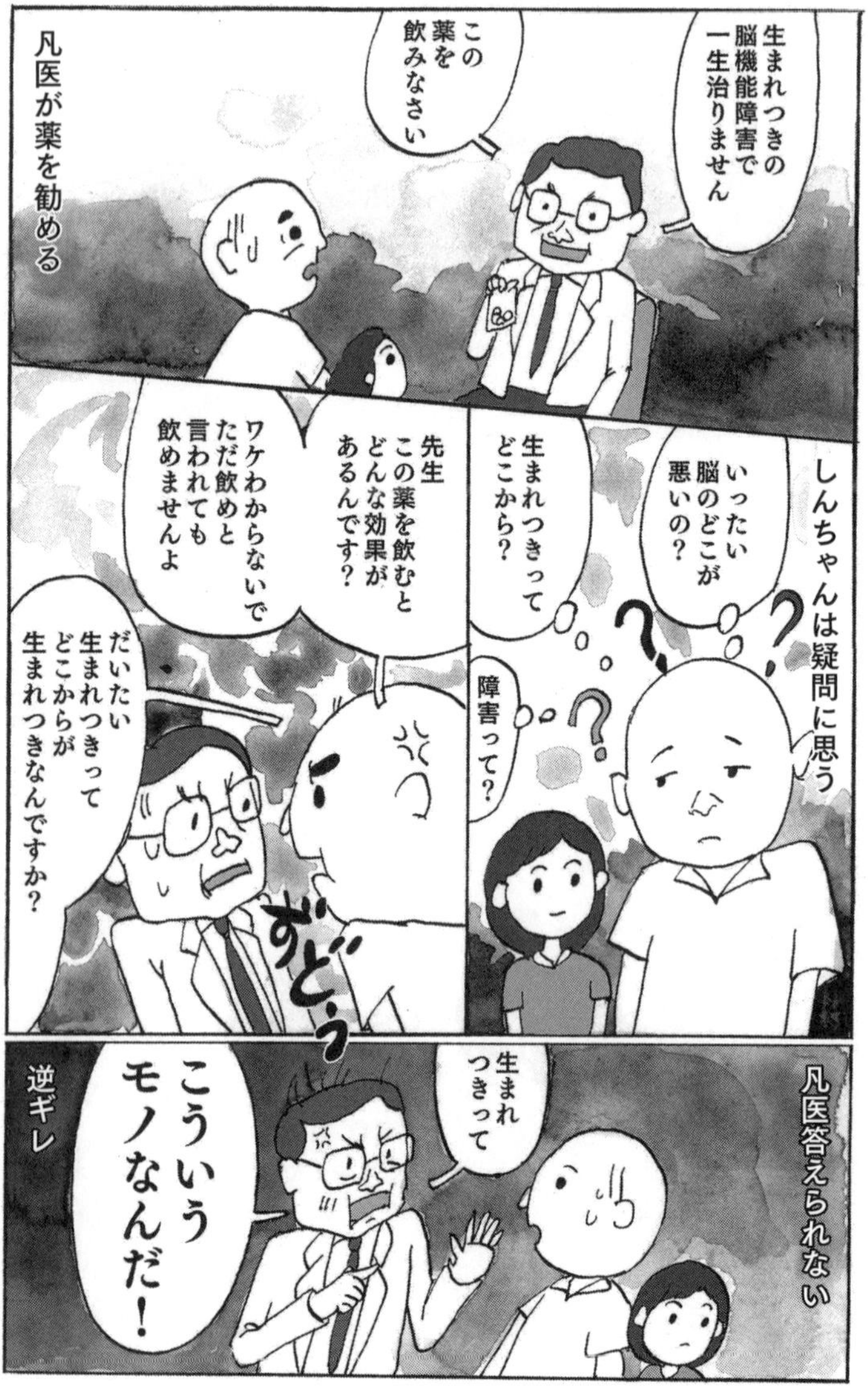

生まれつきの脳機能障害で一生治りません
この薬を飲みなさい
凡医が薬を勧める
しんちゃんは疑問に思う
いったい脳のどこが悪いの？
生まれつきってどこから？
障害って？
先生この薬を飲むとどんな効果があるんです？
ワケわからないでただ飲めと言われても飲めませんよ
だいたい生まれつきってどこからが生まれつきなんですか？
ずどーう
凡医答えられない
生まれつきって
こういうモノなんだ！
逆ギレ

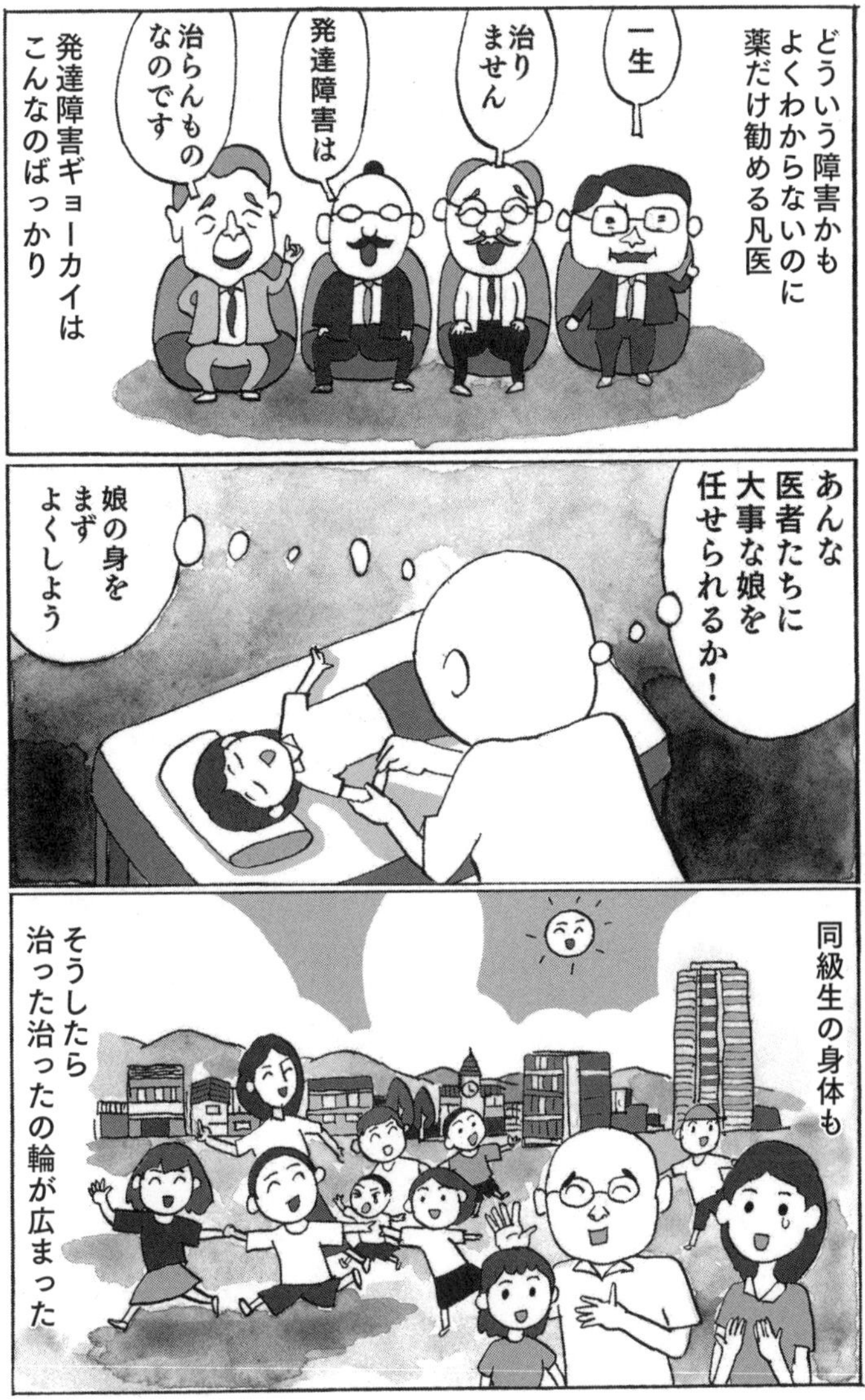
どういう障害かもよくわからないのに薬だけ勧める凡医
一生
治りません
発達障害は
治らんものなのです
発達障害ギョーカイはこんなのばっかり
あんな医者たちに大事な娘を任せられるか!
娘の身をまずよくしよう
同級生の身体も
そうしたら治った治ったの輪が広まった

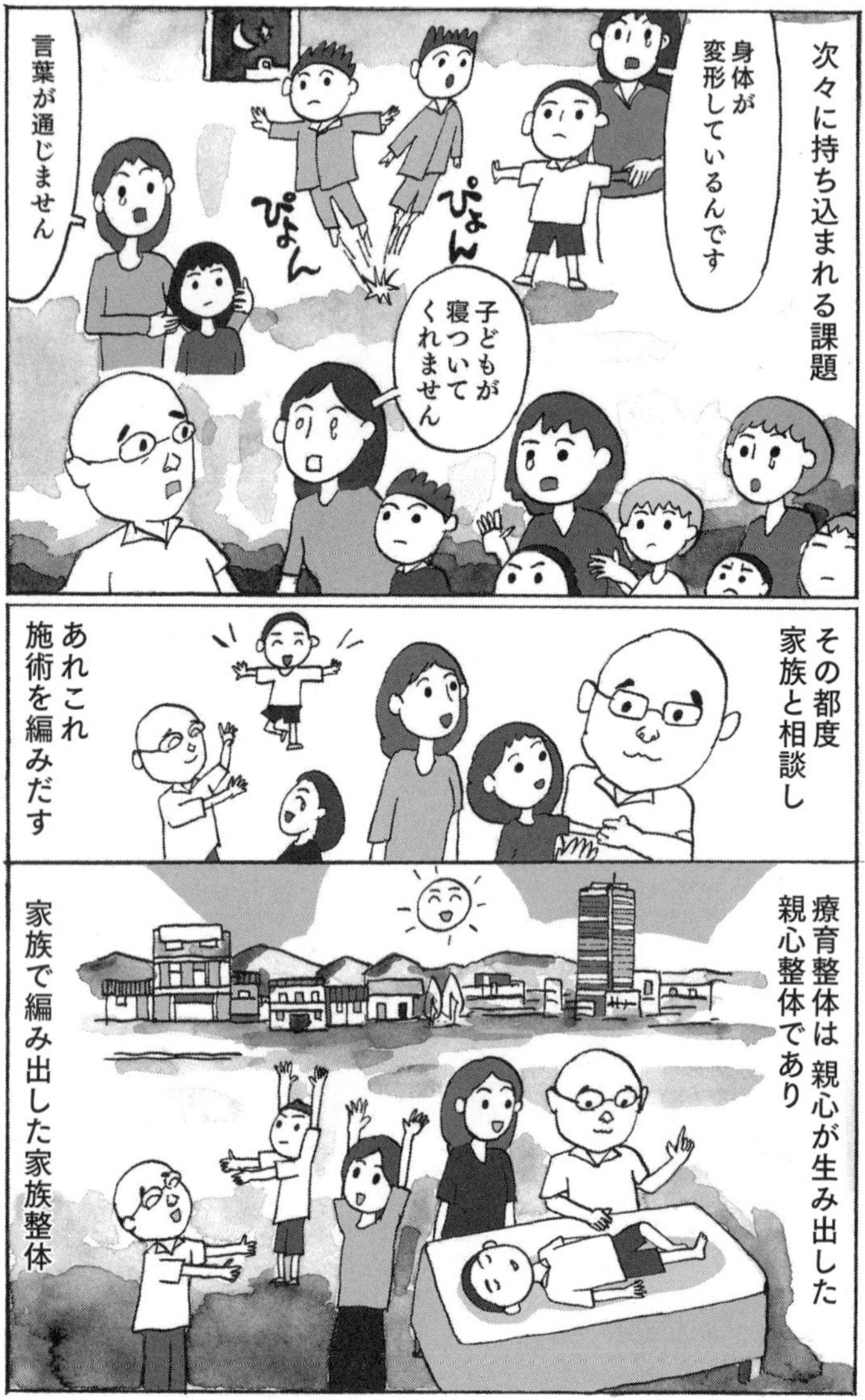
次々に持ち込まれる課題
身体が変形しているんです
ぴょん
ぴょん
子どもが寝ついてくれません
言葉が通じません
その都度家族と相談し
あれこれ施術を編みだす
療育整体は 親心が生み出した親心整体であり
家族で編み出した家族整体

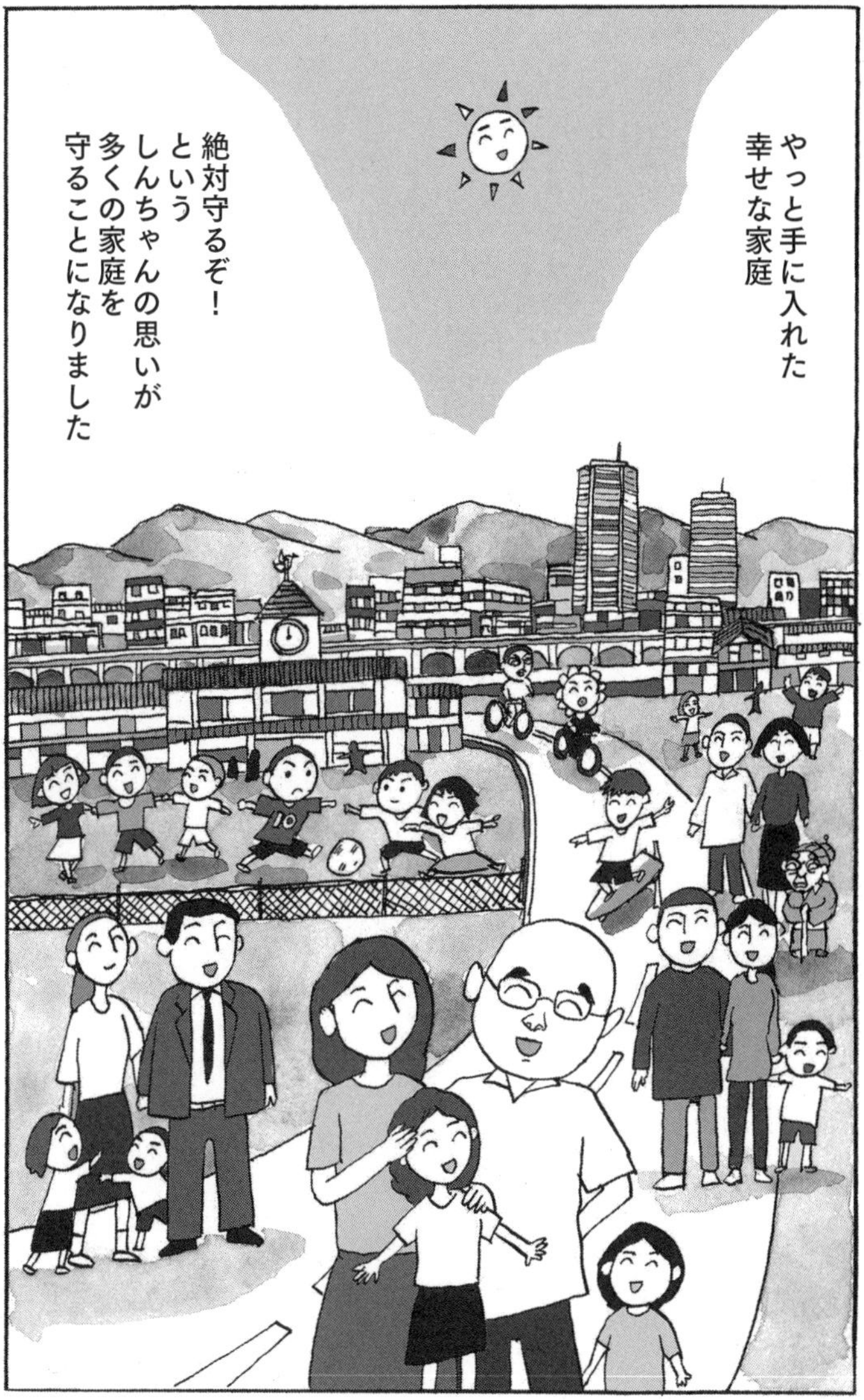
やっと手に入れた
幸せな家庭
絶対守るぞ！
という
しんちゃんの思いが
多くの家庭を
守ることになりました

松島眞一（まつしま・しんいち）

療育整体師。「療育整体院・ゆらぎ」院長。発達キッズ協会代表理事。訪問型・からだ発達支援。
上海中医薬大学日本校にて 中医学全般を学ぶと同時に浪越指圧、経絡指圧、カイロプラクティック等、多種手技療法を学ぶ。自宅にて整体院開業。整体師として、過去 約22年間でのべ 1万9000人を施術。カルチャーセンター等で整体講座を開催し講師を勤める。立川市社会福祉協議会、近隣の自治体と共催でイベントを多数開催。2017年 、発達キッズ協会を設立。発達援助の身体アプローチ「療育整体」創案。「訪問型・療育整体院・ゆらぎ」をスタート。自身も発達障害の娘を持つ父として多くを学んだ経験から、服薬なしで済む発達援助方法を模索し、療育整体を創案する。娘の目覚ましい改善をきっかけに、協会を立ち上げ、学童保育や放課後デイサービス等にて整体や体操を教える。同じ悩みを持つ保護者、子ども向けに全国でワークショップや整体講座を行う。「施術を受けて子どもが落ち着いてきた」「学校で座って先生の話を聞けるようになった」等の声が続出。「発達障害の親にも子にも、しなくていい苦労はさせたくない」を信条として、シンプルで誰にも取り組める療育整体を広めている。

メールマガジン「発達の足音」
https://home.tsuku2.jp/merumaga_register.php?mlscd=0000203470

浅見淳子（あさみ・じゅんこ）

編集者。（株）代表取締役社長。コミュニティサイト「治そう！発達障害どっとこむ」管理人。
20年以上発達障害の世界をみつめ、主として身体アプローチの本を出してきた。著書に『NEURO —— 神経発達障害という突破口』（花風社）等がある。

コミュニティサイト「治そう！発達障害どっとこむ」
https://naosouhattatushogai.com

療《りょう》育《いく》整《せい》体《たい》
勝手《かって》に発達《はったつ》する身体《からだ》を育《そだ》てよう！

2023年 3月 1日 第一刷発行
2024年 9月 6日 第四刷発行

著者 松島眞一

イラスト 小暮満寿雄
デザイン 土屋 光
発行人 浅見淳子
発行所 株式会社花風社
〒151-0053 東京都渋谷区代々木2-18-5-4F
Tel：03-5352-0250 Fax：03-5352-0251
Email：mail@kafusha.com URL：http://www.kafusha.com

印刷・製本 中央精版印刷株式会社

ISBN978-4-909100-19-1